编委会

主　审　何　琳　钟晓莉　江晓云

主　编　陈翠英

副主编　麦　刚　费杨华　李　黎

　　　　陈忠毅　谢春红　张　薇

编　者　江　琳　彭　芳　王　蕾

　　　　黄子轩　肖　维　李　帆

　　　　高　洁　罗　俊　潘　君

　　　　杨　英　杨　迎

本书为四川医院管理和发展研究中心项目（项目编号：SCYG2021-02）
"地市级区域性消毒供应中心运营体系构建与评价"
四川省基层卫生事业发展研究中心课题（项目编号：SWF22-Y-40）
"德阳地区三甲医院与基层医疗机构消毒供应中心资源共享体系的构建及研究"
追踪方法学联合FMEA在消毒供应中心医用防护物资管理中的应用研究
（项目编号：FY202007）成果

主编◎陈翠英

消毒供应中心
质量
控制
理论与实践

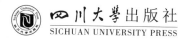

四川大学出版社
SICHUAN UNIVERSITY PRESS

图书在版编目（CIP）数据

消毒供应中心质量控制理论与实践 / 陈翠英主编. --
成都：四川大学出版社，2024. 8. -- ISBN 978-7-5690-
7248-8

Ⅰ. R197.323；R187

中国国家版本馆 CIP 数据核字第 2024NF5703 号

书　　名：消毒供应中心质量控制理论与实践
　　　　　Xiaodu Gongying Zhongxin Zhiliang Kongzhi Lilun yu Shijian
主　　编：陈翠英

选题策划：龚娇梅
责任编辑：倪德君
责任校对：敬雁飞
装帧设计：墨创文化
责任印制：李金兰

出版发行：四川大学出版社有限责任公司
　　　　　地址：成都市一环路南一段 24 号（610065）
　　　　　电话：（028）85408311（发行部）、85400276（总编室）
　　　　　电子邮箱：scupress@vip.163.com
　　　　　网址：https://press.scu.edu.cn
印前制作：成都完美科技有限责任公司
印刷装订：四川煤田地质制图印务有限责任公司

成品尺寸：170 mm×240 mm
印　　张：15
字　　数：245 千字

版　　次：2024 年 8 月 第 1 版
印　　次：2024 年 8 月 第 1 次印刷
定　　价：68.00 元

扫码获取数字资源

四川大学出版社
微信公众号

序

　　在医疗领域，每道环节都承载着生命的重量。消毒供应中心作为医院无菌物品供应的重要枢纽，其质量控制直接关系到患者安全、医疗质量和医院感染防控的成败。随着医疗技术的飞速发展，手术难度与复杂性日益提升，对消毒灭菌物品的质量要求也达到了前所未有的高度。在此背景下，《消毒供应中心质量控制理论与实践》一书的问世，旨在为广大医疗工作者提供一本系统、全面、实用的指南，以期推动消毒供应中心质量控制的科学化、规范化与精细化发展。

　　近年来，全球范围内对医院感染的防控意识显著增强，各国纷纷出台更为严格的医疗安全标准和指南。消毒供应中心作为医院感染防控的"第一道防线"，其重要性不言而喻。然而，面对日益复杂的医疗环境和不断变化的病原微生物谱，传统的质量控制模式已难以满足现代医疗的需求。因此，探索和实践更加高效、精准的质量控制方法，成为消毒供应中心发展的迫切需求。

　　本书在编写过程中，始终坚持理论与实践相结合的原则，力求做到既有深度又不失广度。在理论层面，我们深入剖析了消毒供应中心质量控制的基本原理、国际标准、国内规范及最新研究进展，使读者能够全面把握质量控制的理论框架和前沿动态。在实践层面，本书注重实用性和可操作性。本书的核心在于构建一套科学、系统、全面的消毒供应中心质量控制体系。从人员培训、设备管理、流程优化到质量监测、持续改进，每个环节都进行了深入剖析和详细阐述。我们强调，质量控制不是一次性的工作，而是一个持续改进的过程。

　　《消毒供应中心质量控制理论与实践》一书，是医疗工作者在消毒供应领域不可或缺的参考书。它凝聚了众多专家的智慧和心血，旨在为消毒供应中心的质量控制提供全面、系统、实用的指导。我们相信，本书的出版将有力地促进消毒供应中心质量控制的科学化、规范化与精细化发展，为医疗安全保驾护航。

麦刚

2024年2月

前　言

作为医院的重要组成部分，消毒供应中心在清洗消毒、灭菌及无菌物品供应等方面发挥着举足轻重的作用。消毒供应中心不仅是预防和控制医院感染的关键部门，更是医疗护理质量和患者安全、提升医疗机构整体服务水平的重要保障。

为了实现消毒供应中心的标准化、规范化、科学化建设，我们有必要深化规范化管理，加强环节管理与过程控制，以此促进消毒供应中心的持续健康发展。质量控制是消毒供应中心不可或缺的一部分，涉及医疗操作的安全性和有效性，直接影响医院的运营成本和运营效率。消毒供应中心良好的质量控制是减少医疗器械污染和损坏，降低医院运营成本的关键。

为了应对这些挑战，编者团队编写了《消毒供应中心质量控制理论与实践》。本书系统地介绍了消毒供应中心在管理规范、工作制度、操作规程、质量考核标准、岗位职责、各种应急事件的应急预案及处理流程等方面的要求，力求为消毒供应中心实现科学、高效、安全生产与供应提供支持。

本书的完成，要感谢各位编者的大力支持和辛苦付出，每一次的进步都离不开大家的共同努力。同时，也希望本书的读者能够提出宝贵的建议和意见，让团队可以不断改进和完善本书的内容，共同推动消毒供应中心迈向标准化、同质化发展的新时期。

陈翠英

2024年4月

目　录

第一章　消毒供应中心管理规范 ··1

一、管理要求 ···1

二、基本原则 ···4

三、建筑要求 ···4

四、人员要求 ···6

五、设备设施要求 ···7

六、耗材要求 ···7

七、水与蒸汽质量要求 ···9

第二章　消毒供应中心核心制度 ···10

一、工作制度 ···10

二、消毒隔离制度 ···11

三、质量管理制度 ···11

四、质量监测管理制度 ···12

五、质量追溯管理制度 ···13

六、不合格物品召回制度 ···13

七、职业安全防护制度 ···14

八、植入物与外来医疗器械管理制度 ···15

九、设备安全管理及维护保养制度 ···15

十、沟通协调制度 ···17

十一、查对制度 ···17

十二、安全管理制度 18

十三、缺陷管理制度 19

十四、持续改进制度 19

十五、医院感染管理制度 20

第三章　消毒供应中心一般制度 22

一、去污区工作制度 22

二、检查包装及灭菌区工作制度 22

三、无菌物品存放区工作制度 23

四、灭菌工作制度 24

五、手卫生制度 25

六、交接班制度 25

七、值班制度 26

八、器械管理制度 26

九、清洁卫生制度 27

十、物资管理制度 28

十一、借还无菌包制度 29

十二、无菌物品运送制度 29

十三、一次性无菌物品管理制度 30

十四、纺织类棉布使用前检查及退回制度 30

十五、回收、下送工作制度 31

十六、回收、下送车及密闭箱清洗消毒制度 31

十七、参观接待制度 32

十八、教学管理制度 32

十九、继续教育制度 33

二十、医院感染管理培训制度 34

二十一、对外服务管理制度 35

二十二、压力蒸汽灭菌器安全管理制度 35

二十三、压力蒸汽灭菌器日常安全检查制度 37

二十四、过氧化氢低温等离子灭菌器安全管理制度 ..37

二十五、环氧乙烷灭菌器安全管理制度 39

二十六、医疗废物管理制度 ……………………………………41

二十七、计算机管理制度 ………………………………………42

二十八、医用冰箱管理制度 ……………………………………42

二十九、新器械接收制度 ………………………………………42

三十、医用防护物资使用管理制度 ……………………………43

三十一、医用防护物资库存管理制度 …………………………44

第四章　消毒供应中心操作规程 ………………………………46

一、回收操作规程 ………………………………………………46

二、清点操作规程 ………………………………………………47

三、分类操作规程 ………………………………………………47

四、耐湿、耐热器械、器具和物品手工清洗操作规程 ………48

五、不耐湿、不耐热器械、器具和物品手工清洗操作规程 …48

六、机械清洗操作规程 …………………………………………49

七、超声波清洗消毒机操作规程 ………………………………50

八、特殊感染物品处理操作规程 ………………………………50

九、医用干燥柜操作规程 ………………………………………51

十、器械、器具和物品检查与保养操作规程 …………………52

十一、闭合式包装操作规程 ……………………………………52

十二、密封式包装操作规程 ……………………………………53

十三、压力蒸汽灭菌操作规程 …………………………………54

十四、环氧乙烷灭菌操作规程 …………………………………55

十五、过氧化氢低温等离子灭菌操作规程 ……………………56

十六、无菌物品储存操作规程 …………………………………57

十七、无菌物品下送操作规程 …………………………………57

十八、一次性无菌物品储存与下送操作规程 …………………58

第五章　消毒供应中心操作质量考核标准 …………………59

一、普通器械、器具和物品回收操作考核标准 ………………59

二、特殊感染器械、器具和物品回收操作考核标准 …………60

三、器械、器具和物品清点操作考核标准 ……………………62

四、器械、器具和物品分类操作考核标准 ……………………………………63

五、耐湿、耐热器械、器具和物品手工清洗消毒操作考核标准 ……………65

六、不耐湿、不耐热器械、器具和物品手工清洗消毒操作考核标准 ………66

七、耐湿、耐热器械、器具和物品机械清洗消毒操作考核标准 ……………68

八、超声波清洗消毒机操作考核标准 …………………………………………70

九、含氯制剂化学消毒操作考核标准 …………………………………………71

十、酸性氧化电位水消毒操作考核标准 ………………………………………73

十一、特殊感染物品清洗消毒操作考核标准 …………………………………74

十二、医用干燥柜干燥操作考核标准 …………………………………………76

十三、压力气枪干燥操作考核标准 ……………………………………………78

十四、低纤维絮布擦拭干燥操作考核标准 ……………………………………79

十五、95%乙醇干燥操作考核标准 ……………………………………………80

十六、器械、器具和物品检查与保养操作考核标准 …………………………81

十七、闭合式包装操作考核标准 ………………………………………………83

十八、密封式包装操作考核标准 ………………………………………………85

十九、包装材料的选择与质量检查操作考核标准 ……………………………87

二十、压力蒸汽灭菌操作考核标准 ……………………………………………89

二十一、环氧乙烷灭菌操作考核标准 …………………………………………91

二十二、过氧化氢低温等离子灭菌操作考核标准 ……………………………92

二十三、无菌物品储存操作考核标准 …………………………………………94

二十四、无菌物品发放操作考核标准 …………………………………………96

二十五、一次性无菌物品储存与发放操作考核标准 …………………………97

二十六、外来医疗器械处理操作考核标准 ……………………………………99

二十七、植入物处理操作考核标准 ……………………………………………102

二十八、管腔器械处理操作考核标准 …………………………………………104

二十九、动力工具处理操作考核标准 …………………………………………106

三十、光学目镜处理操作考核标准 ……………………………………………109

三十一、导光束及连接线处理操作考核标准 …………………………………111

三十二、气腹针及气腹管处理操作考核标准 …………………………………113

三十三、穿刺器及转换器处理操作考核标准 …………………………………115

三十四、达芬奇手术机器人器械处理操作考核标准 ……………………… 117

三十五、软式内镜处理操作考核标准 …………………………………… 120

三十六、精密器械处理操作考核标准 …………………………………… 122

三十七、呼吸机管道处理操作考核标准 ………………………………… 125

三十八、简易呼吸器处理操作考核标准 ………………………………… 127

第六章　消毒供应中心岗位职责 …………………………………………… 130

一、管理岗位（护士长）说明书 ………………………………………… 130

二、管理辅助岗位（副护士长）说明书 ………………………………… 134

三、责任组长岗位说明书 ………………………………………………… 137

四、责任护士（无菌物品发放）岗位说明书 …………………………… 139

五、责任护士（检查包装）岗位说明书 ………………………………… 142

六、责任护士（回收、清洗）岗位说明书 ……………………………… 144

七、责任护士（一次性物品管理）岗位说明书 ………………………… 146

第七章　消毒供应中心应急预案及处理流程 ……………………………… 148

一、突发公共卫生事件应急预案及处理流程 …………………………… 148

二、停电应急预案及处理流程 …………………………………………… 149

三、停水应急预案及处理流程 …………………………………………… 150

四、泛水应急预案及处理流程 …………………………………………… 151

五、停蒸汽应急预案及处理流程 ………………………………………… 152

六、火灾应急预案及处理流程 …………………………………………… 154

七、地震应急预案及处理流程 …………………………………………… 155

八、全自动清洗消毒器故障应急预案及处理流程 ……………………… 156

九、压力蒸汽灭菌器故障应急预案及处理流程 ………………………… 157

十、锐器伤应急预案及处理流程 ………………………………………… 159

十一、环氧乙烷/过氧化氢气体泄漏应急预案及处理流程 …………… 160

十二、意外烫伤应急预案及处理流程 …………………………………… 161

十三、生物监测不合格应急预案及处理流程 …………………………… 162

十四、湿包应急预案及处理流程 ………………………………………… 164

十五、水处理机故障应急预案及处理流程 ……………………………… 164

十六、蒸汽发生器故障应急预案及处理流程 ………………… 165

十七、B-D测试失败应急预案及处理流程 …………………… 166

十八、外出灭菌应急预案及处理流程 ………………………… 167

十九、一次性无菌物品不合格召回应急预案及处理流程 …… 168

二十、感染器械、器具和物品应急预案及处理流程 ………… 169

第八章　消毒供应中心记录表格 ……………………………… 171

第九章　消毒供应中心灭菌包配置明细 ……………………… 202

第十章　消毒供应中心器械灭菌包灭菌成本测算 …………… 221

一、物品分类与成本归类机制 ………………………………… 221

二、水电汽费 …………………………………………………… 222

三、其他日常用品消耗成本 …………………………………… 222

四、人员成本 …………………………………………………… 223

五、设备与房屋折旧费用 ……………………………………… 223

六、设备维保费 ………………………………………………… 223

七、锅炉房成本 ………………………………………………… 223

八、成本汇总与工作量统计 …………………………………… 224

九、器械灭菌包灭菌成本核算公式 …………………………… 224

附录一　消毒供应中心信息系统 ……………………………… 225

一、消毒供应中心信息系统基本功能要求 …………………… 225

二、消毒供应中心信息系统技术要求 ………………………… 226

附录二　压力蒸汽灭菌器供给水与蒸汽冷凝物质量指标 …… 227

第一章 消毒供应中心管理规范

一、管理要求

（一）医院

1.应采取集中管理的方式，对所有需要消毒或灭菌后重复使用的器械、器具和物品由消毒供应中心负责回收、清洗消毒、灭菌和供应。

2.内镜、口腔器械的清洗消毒、灭菌，可以依据《软式内镜清洗消毒技术规范（WS 507—2016）》《口腔器械消毒灭菌技术操作规范（WS 506—2016）》进行处理，也可集中由消毒供应中心统一清洗消毒、灭菌。

3.消毒供应中心应在院领导或相关职能部门的直接领导下开展工作。

4.应将消毒供应中心纳入本机构的建设规划，使之与本机构的规模、任务和发展规划相适应；应将消毒供应工作管理纳入医疗质量管理，保障医疗安全。

5.宜将消毒供应中心纳入本机构信息化建设规划，采用数字化信息系统对消毒供应中心进行管理。消毒供应中心信息系统基本要求参见《医院消毒供应中心 第1部分：管理规范（WS 310.1—2016）》的"附录A CSSD信息系统基本要求"。

6.医院对植入物与外来医疗器械的处置及管理应符合以下要求：

1）应以制度明确相关职能部门、临床科室、手术室、消毒供应中心在植入物与外来医疗器械的管理、交接和清洗消毒、灭菌及提前放行过程中的责任。

2）植入物与外来医疗器械使用前应由本院消毒供应中心（或依据规定与本

院签约的消毒服务机构）遵照《医院消毒供应中心 第2部分：清洗消毒及灭菌技术操作规范（WS 310.2—2016）》和《医院消毒供应中心 第3部分：清洗消毒及灭菌效果监测标准（WS 310.3—2016）》的规定清洗消毒、灭菌与监测；使用后应经消毒供应中心清洗消毒方可交还。

3）应与供应商签订协议，要求其做到：①提供植入物与外来医疗器械的说明书（内容应包括清洗消毒、包装、灭菌方法与参数）；②应保证足够的处置时间，择期手术最晚应于术前一日15：00将植入物与外来医疗器械送达消毒供应中心，急诊手术应及时送达。

4）应加强对消毒供应中心工作人员关于植入物与外来医疗器械处置的培训。

7.鼓励符合要求并有条件医院的消毒供应中心为附近医疗机构提供消毒供应服务。

8.采用其他医院或消毒服务机构提供消毒、灭菌服务的医院，消毒供应管理应符合以下要求：

1）应对提供服务的医院或消毒服务机构的资质（包括具有医疗机构执业许可证或工商营业执照，并符合环保等有关部门管理规定）进行审核。

2）应对其消毒供应中心分区、布局、设备设施、管理制度（含突发事件的应急预案），以及器械、器具和物品回收、运输、清洗消毒、灭菌操作流程等进行安全风险评估，签订协议，明确双方的职责。

3）应建立器械、器具和物品交接与质量检查及验收制度，并由专人负责。

4）应定期对提供服务的医院或消毒服务机构的清洗消毒、灭菌工作进行质量评价。

5）应及时向提供服务的医院或消毒服务机构反馈质量验收、评价及使用过程存在的问题，并要求其落实改进措施。

（二）相关部门

1.应在主管院长的领导下，在各自职权范围内，履行对消毒供应中心的相应管理职责。

2.主管部门应履行以下职责：

1）会同相关部门，制订落实消毒供应中心集中管理的方案与计划，研究、解决实施中的问题。

2）会同人事管理部门，根据消毒供应中心的工作量合理调配工作人员。

3）负责消毒供应中心清洗消毒、包装、灭菌等工作的质量管理，制定质量指标，并进行检查与评价。

4）建立并落实对消毒供应中心工作人员的岗位培训制度，将消毒供应专业知识、医院感染相关预防与控制知识及相关的法律法规纳入消毒供应中心工作人员的继续教育计划，并为其学习、交流创造条件。

3.护理管理、医院感染管理、设备及后勤管理等部门还应履行以下职责：

1）对消毒供应中心清洗消毒、灭菌工作和质量监测进行指导和监督，定期进行检查与评价。

2）发生可疑医疗器械所致的医源性感染时，组织、协调消毒供应中心和相关部门进行调查分析，提出改进措施。

3）对消毒供应中心新建、改建与扩建的设计方案进行卫生学审议；对清洗消毒与灭菌设备的配置与性能要求提出意见。

4）负责设备购置的审核（合格证、技术参数），建立对厂家设备安装、检修的质量审核、验收制度；专人负责消毒供应中心设备的维护和定期检修，并建立设备档案。

5）保证消毒供应中心的水、电、压缩空气及蒸汽的供给和质量，定期进行设施、管道的维护和检修。

6）定期对消毒供应中心所使用的各类数字仪表如压力表、温度表等进行校验，并记录备查。

4.物资供应、教育及科研等其他部门，应在消毒供应中心主管院长或职能部门的协调下履行相关职责，保障消毒供应中心的工作需要。

（三）消毒供应中心

1.应建立健全岗位职责、操作规程、消毒隔离、质量管理、监测、设备管理、器械管理及职业安全防护等管理制度和突发事件的应急预案。

2.应建立植入物与外来医疗器械专岗负责制，人员应相对固定。

3.应建立质量管理追溯制度，完善质量控制过程的相关记录。

4.应定期对工作质量进行分析，落实持续改进。

5.应建立与相关科室的联系制度，并主要做好以下工作：

1）主动了解各科室专业特点、常见的医院感染及原因，掌握专用器械、器具和物品的结构、材质特点和处理要点。

2）对科室关于灭菌物品的意见有调查、反馈、落实，并有记录。

二、基本原则

1.消毒供应中心的清洗消毒及监测工作应符合《医院消毒供应中心 第2部分：清洗消毒及灭菌技术操作规范（WS 310.2—2016）》和《医院消毒供应中心 第3部分：清洗消毒及灭菌效果监测标准（WS 310.3—2016）》的规定。

2.器械、器具和物品使用后应及时清洗消毒、灭菌，处理应符合以下要求：

1）进入人体无菌组织、器官、腔隙，或接触人体破损的皮肤和黏膜的器械、器具和物品应进行灭菌。

2）接触完整皮肤、黏膜的器械、器具和物品应进行消毒。

3）被朊病毒、气性坏疽及突发原因不明的传染病病原体污染的器械、器具和物品，应执行《医疗机构消毒技术规范（WS/T 367—2012）》的规定。

三、建筑要求

（一）基本原则

医院消毒供应中心的新建、扩建和改建，应遵循医院感染预防与控制的原则，遵守国家法律法规对医院建筑和职业防护的相关要求，进行充分论证。

（二）基本要求

1.消毒供应中心宜接近手术室、产房和临床科室，或与手术室之间有物品直接传递专用通道，不宜建在地下室或半地下室。

2.周围环境应清洁、无污染源，区域相对独立；内部通风、采光良好。

3.建筑面积应符合医院建设方面的有关规定并与医院的规模、性质、任务相适应，兼顾未来发展规划的需要。

4.建筑布局应分为辅助区域和工作区域。辅助区域包括工作人员更衣室、值班室、办公室、休息室、卫生间等。工作区域包括去污区、检查包装及灭菌区（含独立的敷料制备或包装间）和无菌物品存放区。

5.工作区域划分应遵循以下基本原则：

1）物品由污到洁，不交叉、不逆流；空气流向由洁到污。

2）采用机械通风的，去污区保持相对负压，检查包装及灭菌区保持相对正压。

6.各类工作区域温度、相对湿度及换气次数宜符合表1-1要求，各类工作面/功能区照明宜符合表1-2的要求。

表1-1　各类工作区域温度、相对湿度及换气次数要求

工作区域	温度（℃）	相对湿度（%）	换气次数（次/小时）
去污区	16 ~ 21	30 ~ 60	≥ 10
检查包装及灭菌区	20 ~ 23	30 ~ 60	≥ 10
无菌物品存放区	低于 24	低于 70	4 ~ 10

表1-2　各类工作面/功能区照明要求

工作面/功能区	最低照度（lx）	平均照度（lx）	最高照度（lx）
普通检查	500	750	1000
精细检查	1000	1500	2000
清洗池	500	750	1000
普通工作区域	200	300	500
无菌物品存放区	200	300	500

7.工作区域中化学物质浓度应符合《工作场所有害因素职业接触限值 第1部分：化学有害因素（GBZ 2.1—2019）》的要求。

8.工作区域设计与材料应符合以下要求：

1）去污区、检查包装及灭菌区和无菌物品存放区之间应设实际屏障。

2）去污区与检查包装及灭菌区之间应设物品传递窗，并分别设人员出入缓冲间（带）。

3）缓冲间（带）应设洗手设施，采用非手触式水龙头开关。无菌物品存放区内不应设洗手池。

4）检查包装及灭菌区设专用洁具间的应采用封闭式设计。

5）工作区域的天花板、墙壁应无裂隙、不落尘，便于清洗和消毒；地面与墙面踢脚及所有阴角均应为弧形设计；电源插座应采用防水安全型；地面应防滑、易清洗、耐腐蚀；地漏应采用防返溢式；污水应集中至医院污水处理系统。

（三）采用院外服务的要求

采用其他医院或消毒服务机构提供的消毒、灭菌服务的医院，应分别设污染器械收集暂存间及灭菌物品交接发放间。两房间应互不交叉、相对独立。

四、人员要求

1.医院应根据消毒供应中心的工作量及各岗位需求，科学、合理配置具有执业资格的护士、消毒灭菌员和其他工作人员。

2.消毒供应中心工作人员应当接受与其岗位职责相应的岗位培训，正确掌握以下知识与技能：

1）各类器械、器具和物品的清洗消毒、灭菌的知识与技能。

2）相关清洗消毒、灭菌设备的操作规程。

3）职业安全防护原则和方法。

4）医院感染预防与控制的相关知识。

5）相关的法律法规、标准、规范。

3.应建立消毒供应中心工作人员的继续教育制度，根据专业进展，开展培训，更新知识。

五、设备设施要求

1.清洗消毒设备及配套设施。医院应根据消毒供应中心的规模、任务及工作量，合理配置清洗消毒设备及配套设施。设备设施应符合国家相关规定。

1）应配有污物回收器具、分类台、手工清洗池、压力水枪、压力气枪、超声清洗装置、干燥设备及相应清洗用品等。

2）应配备机械清洗消毒设备。

2.检查、包装设备。应配有器械检查台、包装台、器械柜、敷料柜、包装材料切割机、医用热封机、清洁物品装载设备及带光源放大镜、压力气枪、绝缘检测仪等。

3.灭菌设备及设施。应配有压力蒸汽灭菌器、无菌物品装、卸载设备等。根据需要配备灭菌蒸汽发生器、干热灭菌和低温灭菌及相应的监测设备。各类灭菌设备应符合国家相关标准，并设有配套的辅助设备。

4.应配有水处理设备。

5.储存、发放设施设备。应配备无菌物品存放设施及运送器具等。

6.宜在环氧乙烷、过氧化氢低温等离子、低温甲醛蒸汽灭菌等工作区域配置相应环境有害气体浓度超标报警器。

7.防护用品。根据工作岗位的不同需要，应配备相应的个人防护用品，包括圆帽、口罩、隔离衣或防水围裙、手套、专用鞋、护目镜、面罩等。去污区应配置洗眼装置。

六、耗材要求

1.医用清洗剂：应符合国家相关标准和规定。根据器械、器具和物品的材质、污染物种类，选择适宜的清洗剂，使用时遵循厂家的说明书。

1）碱性清洗剂：pH＞7.5，对各种有机物有较好的去除作用，对金属腐蚀性小，不会加快返锈的现象。

2）中性清洗剂：pH 6.5～7.5，对金属无腐蚀性。

3）酸性清洗剂：pH＜6.5，对无机固体粒子有较好的溶解、去除作用，对金属的腐蚀性小。

4）酶清洗剂：含酶的清洗剂，有较强的去污能力，能快速分解蛋白质等多种有机污染物。

2.消毒剂：应符合国家相关标准和规定，并对器械、器具和物品的腐蚀性较低。

3.医用润滑剂：应为水溶性，与人体组织有较好的相容性。不应影响灭菌介质的穿透性和器械、器具和物品的机械性能。

4.包装材料：最终灭菌医疗器械包装材料应符合《最终灭菌医疗器械包装（GB/T 19633）》的要求。

1）皱纹纸、无纺布、纺织品还应符合《最终灭菌医疗器械包装材料 第2部分：灭菌包裹材料 要求和试验方法（YY/T 0698.2—2022）》的要求。

2）纸袋还应符合《最终灭菌医疗器械包装材料 第4部分：纸袋 要求和试验方法（YY/T 0698.4—2009）》的要求。

3）纸塑袋还应符合《最终灭菌医疗器械包装材料 第5部分：透气材料与塑料膜组成的可密封组合袋和卷材 要求和试验方法（YY/T 0698.5—2023）》的要求。

4）硬质容器还应符合《最终灭菌医疗器械包装材料 第8部分：蒸汽灭菌器用重复性使用灭菌容器 要求和试验方法（YY/T 0698.8—2009）》的要求。

5）普通棉布应为非漂白织物，除四边外不应有缝线，不应缝补；初次使用前应高温洗涤，脱脂去浆。开放式储槽不应用作无菌物品的最终灭菌包装材料。

5.消毒、灭菌监测材料。应符合国家相关标准和规定，在有效期内使用。自制测试标准包应符合《医疗机构消毒技术规范（WS/T 367—2012）》的相关要求。

七、水与蒸汽质量要求

1.清洗用水。应有自来水、热水、软水、经纯化的水供应。自来水水质应符合《生活饮用水卫生标准（GB5749—2022）》的规定；终末漂洗用水的电导率≤15μS/cm(25℃)。

2.灭菌蒸汽。灭菌蒸汽供给水的质量指标详见附录二。蒸汽冷凝物用于反映压力蒸汽灭菌器蒸汽的质量，主要指标详见附录二。

第二章 消毒供应中心核心制度

一、工作制度

1.工作人员按要求着装上岗，衣帽整洁，严格执行区域管理。

2.工作人员必须遵守各项规章制度和各种技术操作规程。

3.负责全院各科室可重复使用器械、器具和物品的回收、分类、清洗消毒、检查、包装、灭菌和无菌物品的发放工作。

4.回收、下送应分人、分车进行，回收车辆每次使用后及时清洁、消毒、干燥备用。下送车辆每次使用后及时清洁、干燥备用。

5.严格执行医务人员手卫生制度。

6.按照标准要求每季度协助医院感染科对空气、消毒物品、消毒剂、台面及工作人员的手进行监测，结果存档。

7.一次性灭菌医疗物品必须专库贮存，专人负责，专账核算，不同种类、型号分别放置，标识清楚，批量购入，小量贮存，出入库手续要健全；存放于阴凉干燥、通风良好的物品架上，距地面≥20cm、距天花板≥50cm、距墙≥5cm。

8.每日检查各种仪器设备，给予清洁与保养，各种仪器设备做好日、月、季、年维护和保养。压力容器应每年校验，操作人员有专用上岗证，确保安全。

9.按时回收、下送，服务主动热情，定期到各科室征求意见，对存在的问题进行整改，以促进质量持续改进。

10.及时、准确、完整地填写各种登记表格，字体工整，页面清洁，各种资料按要求规范存档保存。

二、消毒隔离制度

1.工作人员按区域要求着装，正确执行手卫生，遵循无菌技术操作规程。

2.严格划分去污区、检查包装及灭菌区、无菌物品存放区，三区标志醒目，非无菌物品不得与无菌物品混放。

3.各区的缓冲间有洗手、干手设施，并采用非手触式水龙头开关，各区洁具分开使用，回收、下送车配备快速手消毒剂，并正确使用。

4.分别设置污染、清洁、消毒、无菌物品出入窗口及通道，不得交叉。

5.严格执行清洁卫生制度，每日进行物体表面、空气消毒，并记录。

6.质量监测员应认真履行职责，做好各项监测，资料存档。

7.回收可重复使用器械、器具和物品时，回收车辆和容器应保持密闭；医疗废物按《医疗卫生机构医疗废物管理办法》处理。

8.可重复使用器械、器具和物品使用后应先清洁，再进行消毒、灭菌。

9.被朊病毒、气性坏疽及突发原因不明的传染病病原体污染的器械应双层封闭包装并标明病原体名称，单独回收处理。

10.灭菌合格率达100%。

三、质量管理制度

1.成立由护士长、责任组长、质量控制专员组成的质量管理小组，职责明确，分工清楚，责任到人，每月至少召开一次质量管理小组会议。

2.质量管理小组应制定各区域技术操作质量标准、考核体系和质量管理措施。

3.工作人员对自己岗位的工作质量承担责任，做到每日自查，对未达到质量标准的原因进行分析并提出改进意见。

4.加强质量管理。质量管理小组成员应每日对各工作岗位的各环节、各流程工作质量进行定期或不定期的专项或全面检查。每月组织消毒供应中心工作人员对护理部质量控制、大科质量控制、科室自查等重点问题进行讨论、分析，提出有效的整改措施，以促进质量持续改进。

四、质量监测管理制度

1.专人（质检员）负责质量监测管理工作。

2.质检员负责每日、每周、每月清洗消毒、灭菌物品的监测工作并记录归档。

3.清洗剂、消毒剂、灭菌剂、洗涤用水、润滑剂、包装材料等按要求每批次进行质量检查并记录。

4.清洗质量监测：清洗后的器械、器具和物品应进行日常监测和定期监测（每周一抽查手工清洗、单舱清洗消毒机或多舱清洗消毒机各1件物品的清洗质量），并做好记录。

5.清洗消毒器效果监测：物理参数和运转情况应每批次监测并记录。资料保存至少6个月。

6.灭菌效果监测：每批次灭菌做好物理及化学监测。压力蒸汽灭菌器每日进行空锅B-D测试（Bowie-Dick test），每周进行生物监测；植入物应每批次进行生物监测；环氧乙烷每批次进行生物监测。过氧化氢低温等离子每日使用时应至少进行一次灭菌循环的生物监测。资料保存至少3年。

7.清洗消毒机应遵循厂家的说明书或指导手册进行检测(清洗效果测试物应每年监测)；压力蒸汽灭菌器应定期检测，压力表每年一次、安全阀每半年一次。

8.清洗消毒器新安装、移位、大修，更换清洗剂，改变清洗程序、消毒参数或装载方法等，应进行清洗消毒质量监测，合格后方可使用。灭菌器新安装、移位、大修、灭菌失败、包装材料或物品首次灭菌，应对灭菌效果进行重新评估，包括采用物理、化学和生物监测法进行监测（重复3次），监测合格后方可使用，并记录。

五、质量追溯管理制度

1.器械、器具和物品回收、清洗消毒、灭菌、发放质量的日常监测和定期监测有记录，实现全程质量可追溯。

2.记录应具有可追溯性，清洗消毒监测记录保存至少6个月，灭菌质量监测记录保存至少3年。

3.记录灭菌器每次运行情况，包括灭菌日期、灭菌器编号、批次号、装载的主要物品、灭菌程序号、主要运行参数、操作人员代号及灭菌质量的监测结果，并存档。

4.灭菌标识要求：灭菌包外应有标识，包括物品名称、科室、灭菌日期、失效日期、配包者与核对者姓名。

5.临床使用科室质量反馈有全过程记录，并妥善存档。

6.建立持续质量改进制度、采取相关措施，发现问题及时处理，并建立不合格物品召回制度。

六、不合格物品召回制度

1.生物监测不合格时，应通知使用部门停止使用，并召回上次监测合格以来尚未使用的所有灭菌物品，同时应书面报告相关管理部门，说明召回的原因。

2.通知使用部门对已使用该期间灭菌不合格物品的患者进行密切观察。

3.若临床使用同一期间的灭菌物品出现多个感染病例，存在疑问时，应立即召回自上次生物监测合格以来的所有未使用灭菌物品，查找原因，重新处理，再次进行相应监测。

4.检查灭菌过程的各个环节，查找灭菌失败的可能原因并采取相应的改进措施后，重新进行生物监测3次，合格后该灭菌器方可正常使用。

5.对事件的处理情况进行总结，并向相关管理部门汇报。

6.定期对监测资料进行总结分析，做到持续质量改进。

七、职业安全防护制度

1.工作人员按区域要求规范着装，熟练掌握职业防护和标准预防知识，有效隔离污染源，预防锐器伤。

2.消毒供应中心应配备防护用品，不同区域的工作人员根据其工作性质采取不同的防护措施，穿戴相应的防护用品。防护用品有基数，用后及时添加以保证数量足够使用，并做好记录。

3.回收时必须戴手套，如手部有伤口应戴双层手套；无论手套是否破损，脱去手套后应规范手卫生或洗手。处理锐利器械、器具和物品，应采取有效防护措施，避免或减少锐器伤发生。

4.回收、下送时推车应加强防范意识，防止碰伤或撞伤。

5.防止移动大车、重型托盘、器械等物体时造成腰部扭伤和肌肉拉伤。应注意人体力学的正确运用。

6.防止清洗剂和消毒剂对皮肤、黏膜的损伤。清洗、干燥操作时应防止水和气溶胶的喷溅污染。去污区应配备洗眼装置。

7.压力容器操作人员应持证上岗，严格执行操作规范，定期维护检查；高温设备应有"小心烫伤"等安全警示标识；操作人员接触高温物品或设备时应使用防烫手套，防止烫伤事故发生。

8.气体化学消毒、灭菌，应预防有毒有害气体对人体的危害，保持空气流通。在环氧乙烷、过氧化氢低温等离子灭菌的工作场所配置相应环境有害气体浓度超标报警器。环氧乙烷灭菌应严防燃烧和爆炸。

9.预防噪声伤害：尽量减少噪声，如工作人员走路轻、说话轻、开门关门轻、操作轻，推车的轴轮经常加油润滑，必要时使用耳塞预防噪声伤害。

10.所有工作人员应掌握职业暴露处理流程，及时采取有效措施将伤害降至最低。

11.消毒供应中心应备急救小药箱。

八、植入物与外来医疗器械管理制度

1.植入物与外来医疗器械供应商应在医院医学工程科备案，经医院审核后方可准入。

2.周一至周五供应商在手术前一日15：00点前将植入物与外来医疗器械送到消毒供应中心，周末及节假日在手术前一日10：00点前将植入物与外来医疗器械送到消毒供应中心，并与消毒供应中心指定人员进行交接无误后双方签字确认。

3.供应商提供植入物与外来医疗器械的说明书（内容包括清洗消毒、包装、灭菌方法与参数）。

4.检查包装及灭菌区工作人员对植入物与外来医疗器械进行质量检查，根据内置清单进行包装、灭菌。

5.确认植入物与外来医疗器械灭菌合格后方可发放。由下送人员送至手术室，与手术室人员再次对照植入物与外来医疗器械登记本进行交接，双方核对无误后签字。

6.植入物应每批次进行生物监测，合格后方可放行。紧急情况下灭菌植入物使用含第五类化学指示物的生物挑战装置（process challenge device，PCD）进行监测，化学指示物合格可提前放行，生物监测的结果应及时通知使用部门。

7.手术结束后，回收人员根据供应商所列清单回收植入物与外来医疗器械至消毒供应中心去污区进行清洗消毒后，供应商方可取走，双方签字确认。

8.应建立植入物与外来医疗器械专岗负责制，人员应相对固定。

九、设备安全管理及维护保养制度

1.消毒供应中心根据工作、任务的要求，科室现状及规划要求，护士长负责本科室设备的合理申领、报废、使用、保养和维护，建立设备安全操作制度。

2.设立设备日常维护、定期专项维护及故障维修登记本，以延长设备的使用寿命并便于追溯设备的质量管理。

3.建立专人责任管理制度，该人员应熟悉各种设备的日常清洁维护、基本保养，每日检查设备运行情况并记录，保证设备随时处于良好状态。妥善保管设备资料（说明书、合格证、使用记录、操作流程等），建档保存，并严格按照厂家说明书进行操作，定时维护、保养并做记录。

4.各种设备按要求进行周期检定和校准，做好维护保养、检定、校准记录。

5.做好操作人员的培训，建立培训手册，各种设备操作要做好岗前培训，各级人员要熟悉各种设备的日常清洁维护、基本保养，每日检查日常使用设备的运行情况并记录。对不经常使用的设备应定期开机运行，检查设备的运行情况，保持设备良好的运行状态。

6.操作过程中操作人员不能擅自离开，发现设备运转异常时应立即查找原因并报告护士长，通知医学工程科维修。操作人员应协助医学工程科或厂家工程师维修设备，维修验收合格后，工程师、操作人员进行试运行，确认合格后正常使用。

7.需要更换的设备配件，需由设备部门工程师及护士长共同确认。不能修复的设备，报医学工程科备案，并申请报废。

8.设备部门工程师应根据厂家要求，定期检测、维护设备，及时发现安全隐患，保证设备正常、安全运行。

9.消毒灭菌员必须经过市级以上的质监部门的压力容器培训合格并取得特种设备作业证书后方可上岗，护士长及质检员要督促消毒灭菌员随时检查设备运行情况，发现问题应立即报告医学工程科维修人员，进行修复工作。

10.水处理设备管理制度：

1）专人管理，每周加入定量的工业盐，随时观察电导率情况，并做好记录。

2）由医学工程科人员定期维护和保养，出现故障及时汇报医学工程科维修并记录。

3）纯化水每年做一次细菌培养。

11.清洗消毒设备意外应急管理制度：

1）清洗消毒设备操作人员必须按操作规程操作。

2）清洗消毒设备出现故障时，操作人员应立即切断电源，停止操作，立即上报护士长，通知医学工程科及时维修。同时做好记录及科内交接。

3）清洗设备故障时及时将机械清洗改为手工清洗，同时适当增加去污区人员。

4）灭菌设备故障时，及时通知手术室及临床相关科室，调整手术时间，备好替代物资，优先保障急诊急救。必要时上报医院相关部门，联系院外清洗消毒机构供应。

12.设备使用完后及时整理、清洁、关机、断电源。

十、沟通协调制度

1.加强与临床科室、医技部门的沟通与协调，增强质量意识和服务意识，建立相互信任、相互协调的人际关系。

2.深入临床科室，掌握专科器械、器具和物品的种类、结构、材质特点和处理要点。针对临床开展的新业务建立相应的工作流程。

3.与临床科室有效沟通，建立多种形式和渠道收集临床科室意见（如满意度调查、电话咨询、临床科室反馈、书面建议、现场沟通等），及时分析、整改，持续改进质量。

4.有计划地申购物资，如有急需物资立即与医学工程科联系，达到及时解决问题的目的。

5.及时向相关部门汇报工作的进展和存在的问题，并做好沟通协调工作。

十一、查对制度

1.物品回收查对：查对名称、数量、预处理情况、功能情况。

2.物品检查包装查对：清洗质量、名称及数量、规格和功能性、有效期和签名。

3.灭菌前查对：查对包装是否符合要求，装载方法是否正确，灭菌器各种仪表、程序控制是否符合标准要求，灭菌方法是否正确。

4.灭菌后查对：查对包装是否完好、测试包化学指示卡是否变色、有无湿包、植入物是否每批次进行生物监测。

5.发放灭菌物品查对：查对品名、包装、数量、有效期及化学指示卡是否变色。

6.每日查对：消毒供应中心备用的各种包是否在有效期内，以及储存条件是否符合要求。

7.发放一次性无菌物品：查对品名、规格、数量、厂家、批号及有效期，包装有无破损。

十二、安全管理制度

1.消毒供应中心工作人员注意随时关闭门窗，保持消毒供应中心区域相对独立、封闭。未经允许，非消毒供应中心工作人员禁止入内，确保财产安全。

2.每日下班前值班人员应巡视一遍，关闭不需使用的水源、电源、蒸汽、门窗等。

3.紧急停水、停电、停蒸汽时应立即关闭电源及相关设备。

4.如有漏水、积水时，应立即移开物品，通知相关人员维修。

5.定期进行消防器材使用培训和消防演练，要求人人掌握所在工作区域内灭火器的位置及使用方法、消火栓报警按钮位置、疏散路线、安全出口位置，人人知晓火灾应急预案及处理程序。

6.各种仪器设备，实行专人负责制，严格遵守操作规程，设备使用前、使用中、使用后均需要认真检查，及时发现安全隐患，杜绝意外事故。发生故障或突发事件，按应急预案处理，并及时报告护士长。

7.压力蒸汽灭菌器必须由持有上岗证的消毒灭菌员操作，并定期培训和考核，定期检修并维护水、电、蒸汽压力表、安全阀及各管路系统，每年与设备科联系进行一次年检。

8.若发生职业暴露，按医院职业暴露处置流程处理和报告。

9.若出现微生物培养阳性，应尽快召回上次生物监测合格以来尚未使用的灭菌物品，重新处理。

十三、缺陷管理制度

1.消毒供应中心工作人员必须具有高度的责任感，认真履行岗位职责，严格遵守各项规章制度和技术操作规范。

2.建立健全科室的各项规章制度、突发事故应急处理预案，组织人员学习、演练，使消毒供应中心工作人员人人知晓、熟练掌握。

3.护士长、责任组长和质检员严格把好质量关，加强质量监控，对薄弱环节和关键岗位重点督导。

4.出现缺陷问题，当事人立即向护士长汇报，护士长及时向护理部汇报出现缺陷的原因、经过、后果，按规定及时、如实进行登记并妥善保管相关材料，不得擅自涂改销毁，以备鉴定。

5.发生差错事故后，要积极采取补救措施，以减少或消除由缺陷造成的不良后果，将患者损害降到最低限度。

6.出现缺陷后，按其性质与情节，组织科室人员进行讨论、分析原因，提高认识，汲取教训，改进工作。根据出现缺陷的情节及对患者造成的影响，确定性质，提出处理意见。

7.出现缺陷的集体或个人如不按规定报告，有意隐瞒，事后经护士长或他人发现，必须按情节轻重给予严肃处理。

十四、持续改进制度

1.成立由护士长、责任组长、质控员组成的质量管理小组，职责明确，分工清楚，责任到人，每月至少召开一次质量管理小组会议。

2.建立健全各项质量管理制度，制定各项质量控制标准及具体的质量管理措施。

3.各区责任组长负责本区域的质量检查，发现问题及时找出原因，同时对各环节、各流程工作质量进行不定期专项或全面检查。

4.每周进行自查分析和讨论，每月进行月质控分析和讨论，发现问题及时制订整改方案。

5.利用日常督查、科室月质控，结合护理部夜查房及全面质控，加强细节、重点环节管理，发现问题及时分析原因，提出有效的整改措施，以促进质量持续改进。

6.正确运用质量管理工具，对质量管理工作中存在的问题进行分析、持续改进。

十五、医院感染管理制度

1.严格执行卫生行业标准《医院消毒供应中心（WS 310—2016）》，建立健全岗位职责、操作规程、消毒隔离、质量管理、监测、设备管理及职业安全防护等管理制度和突发事件的应急预案。

2.采取集中管理方式，所有可重复使用器械、器具和物品由消毒供应中心统一回收，集中清洗消毒、灭菌和供应。

3.严格划分去污区、检查包装及灭菌区、无菌物品存放区，各区域之间建立实际屏障，工作区域划分应遵循物品由污到洁，不交叉、不逆流的原则；空气流向由洁到污；去污区保持相对负压，检查包装及灭菌区保持相对正压。

4.根据工作岗位配备相应的个人防护用品，包括护目镜、口罩、面罩、帽子、防护手套、防水衣及防护鞋等。工作人员正确使用防护用品，避免职业暴露的发生。

5.各区域每日清洁消毒、空气消毒2次，每周六彻底大扫除一次。

6.回收、下送车辆，洁污分开。回收车应配备手卫生用品，回收工具每次使用后及时清洁消毒、干燥备用。下送工具每次使用后及时清洁、干燥备用。

7.进入无菌物品存放区按区域要求着装。认真检查无菌包的质量及名称、灭菌日期、灭菌标识等。如无菌包松散、潮湿、落地或误放到不洁处，均视为被污染，必须重新灭菌，不得放入无菌物品存放区存放和发出。一次性无菌医疗用品拆除外包装后方可进入无菌物品发放区。严格管理有效期，发放遵循"先进先出"的原则。

8.严格执行手卫生制度。

9.灭菌包必须符合相关要求。

1）硬质容器、一次性医用皱纹纸、纸塑袋、纸袋、纺织品、无纺布等符合《最终灭菌医疗器械包装（GB/T 19633）》的要求。

2）开放式的储槽不应用于灭菌物品的包装。

3）手术器械采用闭合式包装方法，应由2层包装材料分2次包装。

4）灭菌包重量要求：器械包的重量不超过7kg，敷料包重量不超过5kg。

5）灭菌包体积要求：脉动预真空灭菌器的灭菌包的体积不超过30cm×30cm×50cm。灭菌包之间应留缝隙，宜将同类材质的器械、器具和物品置于同一批次进行灭菌。材质不相同时，纺织类物品应放于上层、竖放，金属器械类放置于下层。

10.认真做好医院感染管理监测工作。

1）灭菌效果监测：每灭菌批次做好物理及化学监测。压力蒸汽灭菌器每日进行空锅B-D测试，每周进行生物监测；植入物应每批次进行生物监测；环氧乙烷每批次进行生物监测。过氧化氢低温等离子每日使用时应至少进行一次灭菌循环的生物监测。资料至少保存3年。

2）每季度应对空气、消毒物品、台面及工作人员的手卫生进行监测，结果存档。

11.建立质量追溯系统，发现问题，及时分析与改进，保证及时、安全的物品供应，发生由医疗器械所导致的医源性感染时，应配合医院感染管理部门进行调查与控制工作。

第三章　消毒供应中心一般制度

一、去污区工作制度

1.去污区是对器械、器具和物品进行回收、分类、清洗消毒（包括运送器具的清洗消毒等）、干燥的区域。

2.进入该区域必须穿戴隔离衣、戴口罩、帽子及手套，穿防水胶鞋，必要时戴眼罩及面罩，不得到其他区域活动。

3.做好回收器械的回收、清点、分类、清洗、消毒、干燥等工作并做记录。

4.严格按物品种类分类，认真执行器械、物品清洗操作流程。

5.去污区车辆、密闭箱洁具等应专区使用，定点放置。

6.工作结束后做好记录、消毒、整理、交接等工作。

7.该区工作人员应严格执行职业防护制度和消毒隔离制度，防止交叉感染。

8.下班前做好安全检查工作。

二、检查包装及灭菌区工作制度

1.检查包装及灭菌区是对去污后的器械、器具和物品进行检查、装配、包装及灭菌的区域。

2.工作人员进入该区应按区域要求规范着装、洗手，必要时戴口罩。

3.工作人员严格执行器械和物品检查、包装及灭菌操作流程，认真落实查对制度，确保工作准确无误。

4.各类物品规范放置，严禁一切与工作无关的物品进入该区，该区使用车辆不得与其他各区车辆混用。

5.随时保持该区环境、物体表面及人员的手部清洁干净，确保空气、物体表面、手卫生符合国家卫生学要求。

6.包装好的物品要尽快灭菌，不超过2小时，以防微生物污染产生热源。

7.消毒灭菌员必须经过专门培训，持证上岗，认真履行岗位职责，严禁违规操作。

三、无菌物品存放区工作制度

1.无菌物品存放区是灭菌合格的无菌医疗器械包、敷料包及去除外包装后的一次性无菌物品存放、发放的区域，为清洁区域。

2.无菌物品存放区工作人员相对固定，由专人管理，其他无关人员不得入内。

3.认真执行灭菌物品卸载、储存、发放的操作流程。

4.消毒物品与无菌物品应标识醒目清楚，分区、分架存放。严禁未灭菌物品及发出未使用的无菌物品等进入该区。

5.发放时应遵循"先进先出"的原则，确认无菌物品有效性和包装完整性。

6.植入物应在生物监测合格后方可发放。紧急情况下植入物使用含第五类化学指示物的生物PCD进行监测，化学指示物合格可提前放行，生物监测的结果应及时通知使用部门。

7.无菌物品应定数量、定品种、定点放置。

8.保持环境的清洁卫生，空气、物体表面、手卫生符合国家卫生学要求。

9.压力蒸汽灭菌物品从灭菌器卸载取出，冷却时间至少30分钟，检查无湿包方可发放。

10.从库房领取的一次性无菌物品均需先拆除外包装方可进入无菌物品存放区。

四、灭菌工作制度

1.操作人员持证上岗。

2.了解灭菌器的性能，掌握正确的操作和日常养护方法，确保灭菌的安全性。

3.压力蒸汽灭菌器启动时先打开水、电、压缩空气开关，待蒸发器蒸汽源压力升至0.35～0.4MPa，打开进气开关，预热机器至夹层压力升至0.21kPa，方可运行。

4.启动灭菌器前检查仪表是否正常、参数设置是否符合要求，正确选择灭菌程序，按规程进行操作。

5.小型灭菌器每日检查储水箱，收集瓶内废弃液。当储水箱的纯化水下降至水位线下时，应清空储水箱，再重新添加纯化水至水位线以上。废弃液及时倾倒，以防溢出造成操作人员烫伤。

6.加强灭菌器的日常保养，每日清洁内腔，定期检查密封圈，清洗过滤装置。

7.保持灭菌器、蒸发器、软水机箱的清洁卫生，每日清洁。

8.每晨空锅及维修后对压力蒸汽灭菌器进行B-D测试，检查灭菌器冷空气排除效果及蒸汽渗透情况。每锅灭菌时进行物理、化学监测（含批量监测），每周进行生物监测并记录。

9.过氧化氢低温等离子每日使用时应至少进行一次灭菌循环的生物监测，环氧乙烷、植入物每批次进行生物监测，并做好植入物的相应管理。

10.灭菌后物品在储物架上冷却时间达30分钟、检查无湿包方可发放。

11.安全使用灭菌器，灭菌过程结束后，及时关闭水、电、压缩空气及排风扇开关。

12.保持室内环境清洁、整齐，随时维护该区清洁卫生。

五、手卫生制度

1.消毒供应中心工作人员必须掌握手卫生指征及正确的手卫生方法，保证洗手与手消毒的效果。

2.消毒供应中心应配备合格的手卫生设备和设施，工作区域安装非手触式水龙头开关，用流动水和洗手液洗手。手消毒剂的包装和洗手后的干手物品（擦手纸）要方便使用，避免造成污染。

3.加强工作人员的手卫生知识培训，并进行考核。

4.科室手卫生管理员按照医院感染管理部门的要求，每月抽查210时机（本部150时机、分部60时机）。

5.医院感染管理部门对无菌物品存放区的工作人员定期进行手卫生效果的监测，细菌菌落总数应≤10cfu/cm²。如发现不合格情况及时寻找原因，提出整改措施并做好记录。监测结果和整改措施存档，有记录可查。

6.洗手指征。

1）接触污染环境后：回收、清点、清洗污染物品后。

2）离开污染环境后：去污区、洗车间。

3）进入清洁环境前：检查包装及灭菌区、无菌物品存放区。

4）接触清洁物品前：器械、器具和物品的检查、保养、装配、包装、装载等。

5）接触无菌物品前：卸载、摆放、发放无菌物品。

六、交接班制度

1.各班人员必须坚守工作岗位，履行职责，保证各区域的工作准确、及时进行。

2.设立物品交接登记本，物品如有损坏、遗失等应及时沟通并记录。外借物品也应及时准确记录在借物登记本上。

3.操作人员在机器设备运转过程中不得擅离职守，如有特殊事由需要离岗，应向责任组长请假并向替班者交接注意事项。

4.不得随意换班，如需换班必须经护士长同意并体现在排班表上。

5.当班者必须按要求完成本班工作，并保持环境整洁。如遇特殊、意外情况未完成本班工作，必须与接班者详细交代，必要时书面交班。

6.每班按时交班，在接班者未到或未交接清楚前，交班者不得离岗。

7.交班者与接班者应现场交接班，接班时发现的问题由交班者负责，接班后出现的问题由接班者负责。

8.物品交接落实首接责任制，物品交接应当面清点，如数目不符等必须查明原因，落实整改措施并做好记录。

9.各区工作人员应加强仪器、设备及贵重物品的交接管理，遇到重大问题（如机器设备发生故障、丢失等），应及时向上级或有关部门报告。

七、值班制度

1.消毒供应中心设24小时值班岗位，值班者按要求规范着装、保持整洁，注意服务礼仪。

2.坚守工作岗位，认真履行工作职责，不得擅离职守，保证临床急需物品的及时领取。

3.保证值班电话通畅，严禁公话私用。

4.处理急件时遵守操作规程。

5.工作结束后，应巡视各区域，查看水源、电源、蒸汽、门窗是否关闭。

6.做好防火、防盗工作，遇到特殊情况及时处理和汇报。

八、器械管理制度

（一）常用器械的使用管理

1.消毒供应中心常用器械的使用管理由护士长或责任组长负责，做好申领、保管的工作。

2.发现器械有质量问题应及时反馈医学工程科，并做好记录。护士长或责任组长定期分析、统计各类器械的使用情况及使用周期，及时发现使用或管理不当的问题并提出整改措施。

3.定期收集临床科室对器械的使用意见，必要时给予指导，提供优质产品便于临床使用。

4.定期培训，建立操作规程或图示，正确拆卸、维护保养和组装，延长器械使用寿命，降低医院器械的购置成本。

（二）常用器械的报废管理

1.消毒供应中心要加强对器械成本的控制和管理。

2.应设立器械报废登记本，内容包括报废器械的名称、报废原因、数量、科室等具体项目。

3.不能维修的器械，应双人核查确认后方予以报废，分析器械报废的原因，提出并落实器械维护保养的措施。

九、清洁卫生制度

1.每日定时做好各区域地面、平面的清洁，保持地面和平面清洁、干燥、无污迹；墙壁、天花板无污渍。保证工作区域无私人物品，用物摆放整齐、洁净、无污渍。

2.各区域每次在操作完成后应及时整理，各区责任组长负责监督检查。

3.每日夜班值班人员、清洁工对值班室、更衣室进行清洁。

4.各个区域按照规范要求每日检查空气消毒机是否正常工作，并对空气消毒进行记录。

5.使用的拖布、抹布由洗浆中心统一处理，洁污抹布分开放置、分区使用、明显标识，分区定点悬挂。

6.回收用具使用后及时清洁、消毒、干燥备用，下送用具使用后及时清洁、干燥备用，分区存放。

7.每周定时进行冰箱的清洁、除霜、消毒。

8.每周定时清洁各个区域的物体表面、台面、计算机、键盘、空调滤网、空气消毒机滤网，必要时更换滤网并做好记录。

9.每月定期全科室大扫除，室内要求无清洁死角、无蜘蛛网，物品整齐、台面清洁、门窗光亮。

10.适时采取防蚊、防蝇、防鼠、防蟑螂等措施。

11.清洁工应严格遵守消毒隔离制度，进入不同区域时应按规定着装，工作时做好个人防护，注意手卫生。

十、物资管理制度

1.消毒供应中心作为医院特殊物资供应部门，需做好物资成本核算，控制医疗成本，降低医疗费用，遵循成本最小化、产出最大化、设备利用最大化、耗损最小化原则。

2.可重复使用物品由消毒供应中心实施统一管理，集中处理，各临床科室申报使用，以便提高设备、器械使用率。

3.临床科室提供所需物品基数和周转量，消毒供应中心根据物品周转期确定储存量，及时调整基数和包内用物，减少积压，避免额外耗损。

4.认真执行物资保管、领取、赔偿、报废、维修制度，降低破损率，节约原材料，防止积压浪费。

5.大型贵重仪器设备由专人使用、专人负责，保持仪器设备清洁，定期维护、保养，并做好记录。

6.一次性医疗灭菌用品由消毒供应中心申报计划，医院统一采购，消毒供应中心统一发放。根据各类物品储存要求分类入库存放，不得混装。

7.加强成本核算，建立物资清点制度，根据工作量大小设立专（兼）职物资管理员，每日统计各种包的清洗、包装、灭菌等费用的核算。

8.库房用物建立入库、出库登记，所有物资做到账物相符。每月定时清理库房，按有效期先后发放，严禁储存过期物资，严格遵守发放流程，不合格物资严禁发放到临床。

9.不断优化操作流程，降低运行成本。

十一、借还无菌包制度

1.临床科室因工作需要借用各类无菌包时，由借物科室人员在借物本上写明所借物品名称及数量并签名。

2.临床科室使用物品后放入科室回收箱并做好标识。

3.由于各种因素造成包内物品损坏或丢失时，消毒供应中心接收人员应与借物科室人员沟通并通知其科室负责人，后者按器械原价进行赔偿。

4.所有无菌包均只限在本院内使用，未经医院或护理部同意，不得外借其他医院或个人诊所，如发现未经允许外借的情况，由借物科室承担全部责任。

十二、无菌物品运送制度

1.灭菌器卸载后的物品，待温度降至室温时方可装箱，冷却时间至少30分钟。不得在无菌包未冷却的时候将物品卸载、堆放、运送。

2.每批次应该确认灭菌过程合格，包外化学指示物合格；检查有无湿包现象，防止无菌物品损坏和污染。

3.分装、搬运器械与物品时应保持平稳、防止器械损坏，应用双手移动和搬运，禁止以推、拉、拖、拽的方式移动无菌包，以免造成包装破损。

4.装箱时注意：

1）器械盒水平放置于运送车内，禁止侧放。

2）纸塑类无菌包放在上层，避免挤压导致包装破损。

3）镜头类应平稳放于运送车内，不得叠压重物。

4）不同灭菌方式的物品尽量分箱放置。

5）较重的器械包放于下层，较轻的放于上层。

十三、一次性无菌物品管理制度

1.医院所有一次性无菌物品必须由医院统一集中招标采购，使用科室不得自行购入。

2.建立消毒供应中心一次性无菌物品二级库房。

3.消毒供应中心须专库储存、专人负责，不同种类、不同型号的一次性无菌物品分别放置。

4.一次性无菌物品入库时，必须进行验收：内外包装应完好无破损，包装标识应符合国家标准。每批到货时应检查外包装、灭菌方式、灭菌日期和失效日期等项目，查看质量检测报告，确认合格后接收并登记到货日期及灭菌批号等信息。

5.专岗负责一次性无菌物品的保管、发放，做好相关记录，不得将不合格产品发放到临床科室。

6.每日按科室申领单进行发放，要求数量准确、质量合格。发放时按到货批次先进先出，保证无过期、破损、霉变物品。专人专车运送。

7.每月进行库存盘点，做到数目准确、账物相符。

8.一次性无菌物品存放区域应保持室内洁净、干燥、通风、采光良好，存放架距地≥20cm、距墙≥5cm、距天花板≥50cm。室内温度<24℃，相对湿度<70%，换气次数4~10次/小时，定时空气消毒每天1~2次。

9.发现不合格产品或质量可疑产品时，应立即停止使用，并及时报告护士长、上级部门，不得自行退货、换货。对临床使用中出现的不合格物品，按照不合格物品召回制度实施召回并做好记录。对临床科室反映的一次性无菌物品问题及时处理、做好登记，并及时报告护士长、上级部门。

十四、纺织类棉布使用前检查及退回制度

1.消毒供应中心工作人员严格执行包装材料检查和包装操作流程，认真落实纺织类棉布使用质量要求。

2.纺织类棉布要求非漂白织物，符合国家《最终灭菌医疗器械包装（GB/T 19633）》要求。

3.纺织类棉布初次使用前进行高温洗涤，脱脂、去浆、去色，严格做到一用一洗一更换。

4.纺织类棉布除四边外不应有缝线、缝补，外观应无污渍，灯光下检查应无破损或磨损。

5.洗浆房经清洁物品传递窗口将清洁布类送入检查包装及灭菌区，与工作人员当面清点，双方确认并记录。

6.交接时严格检查有无污渍、破损、虚边、缝补等，不合格者返回重洗或报损，并做好记录。

十五、回收、下送工作制度

1.满足临床物资需要，及时供应各类诊疗器械、器具和物品。

2.工作人员规范着装整洁，佩戴胸牌，态度热情、认真，文明用语。

3.遵守消毒隔离制度，认真执行回收、下送的各项操作流程。

4.被朊病毒、气性坏疽及突发原因不明的传染病病原体污染的器械、器具和物品应双层封闭包装并标明病原体名称，单独回收处理。

5.回收、下送用具，洁污分开，分区存放。回收用具每次使用后及时清洁、消毒、干燥备用。下送用具每次使用后及时清洁、干燥备用。

6.传达各临床科室的反馈意见。

7.协助配送一次性无菌物品。严格执行查对制度，认真完成交接并做好记录。

8.回收、下送途中车辆行驶应注意安全，避免造成人员伤害。

十六、回收、下送车及密闭箱清洗消毒制度

1.专车、专人、专线回收物品，所有车具、用具专用。

2.回收车、污染密闭箱每次使用后用500mg/L含氯消毒剂或酸性氧化电位水进行消毒，再清洗、干燥备用。

3.车辆、物品必须定点、定位放置，摆放整齐。

4.回收器械、器具和物品过程中，污染密闭箱必须保持密闭，严格遵守消毒隔离原则，不得污染环境和工作人员。

5.做好个人防护：回收污物时，必须戴口罩、手套、帽子等，配制消毒剂时必须戴口罩。

十七、参观接待制度

1.参观人员需经医院上级部门或护理部同意后，方可在护士长的安排下进行参观。

2.应登记参观时间，参观人员单位、姓名、职务、联系方式等。

3.参观人员应由科室指定专人接待，科室人员不得私自接待任何来访人员。对参观人员应热情接待，详细讲解，耐心解答。

4.告知参观人员在参观期间注意以下几点：

1）不能大声喧哗。

2）不能私自触碰器械和物品。

3）遵守科室各区出入流程和防护标准。

5.参观过程中应遵守医院和科室相关制度以及保密原则，不能准确回答的问题及时向上级反馈。

6.参观人数较多时，应提前预约，分批进入。

7.对参观人员在参观过程中提出的意见、建议应做合理解释，并做相关记录。

十八、教学管理制度

1.由教学护士长、教学组长负责教学管理工作，进修实习人员由护理部统一接收安排,科室不得自行接收。

2.选拔具备良好的职业道德素质、熟悉专科业务、能胜任教学工作、认真履行带教职责的带教老师。热情接待进修实习人员,介绍科室相关制度、环境、工作流程和注意事项,以及人员、设备、专业特点等。教学工作应认真负责,严于律己,以身作则,做到放手不放眼。

3.制订本科室带教计划,提出带教要求,明确带教任务并定期组织带教老师学习。

4.教学分为理论知识和技能操作,旨在培养进修实习人员消毒供应、职业安全防护、医院感染控制的理论知识和技能操作,以及处理紧急问题时的良好心理素质和动手能力。

5.每月有计划地做好入科宣教、理论知识教学、操作培训等教学活动,组织出科考核,并做好记录。

6.教学组长或带教老师负责进修实习人员出科考核及评价工作,填写实习鉴定。进行教学双向评价,对存在的问题进行分析整改,做到持续质量改进。

7.关心爱护进修实习人员,各项操作在带教老师的指导下进行,对所有进修实习人员应一视同仁,不得随意训斥和安排进修实习人员做进修、实习内容以外的事情。不得安排进修实习人员单独上岗和值班。

8.定期组织教学质量评估,召开教学工作座谈会,征求带教老师意见和建议,总结经验,不断完善带教环节,提高带教水平。

十九、继续教育制度

1.根据医院继续教育培训计划和要求,制订消毒供应中心工作人员继续教育培训计划,有针对性地组织安排各类工作人员参加医院及护理部举办的业务学习及各类护理学术活动。

2.每月安排业务学习。采用多种教学模式并对教学效果进行评价。业务学习内容为专科知识、行业发展新技术及新动态、专科技术操作、质量检测、应急预案、演练等。

3.根据工作人员结构特点，每年制订分层培训计划，专人负责实施并跟踪落实，根据培训内容定期进行相关考核，结果纳入个人技术档案。

4.新上岗的工作人员进行岗前培训，试用期考核合格后方可留用，并根据岗位要求制订培训方案，专人带教，定期进行阶段考试。

5.每年有计划地选派工作人员外出学习新知识、新技术，并带动全科业务学习，提高工作质量。

6.鼓励工作人员参加各类继续教育学习（包括学历学位学习），以提高工作人员的整体素质。

7.所有在职护理人员需按要求完成继续教育项目，取得规定学分。

1）初级职称：Ⅰ类，10分/年；Ⅱ类，15分/年。

2）中高级职称：Ⅰ类，15分/年；Ⅱ类，10分/年。

8.消毒供应中心护理人员取得继续教育学分的同时，必须按分层次培训制度完成培训、考核。教学组长应妥善整理、保管各层次护理人员的培训、考核资料。各种培训、考核结果作为聘用、晋升、薪酬、表彰等的依据。

二十、医院感染管理培训制度

1.将医院感染管理培训纳入科内继续教育及在职培训内容，每月有针对性地对科内工作人员进行院感培训。

2.医院感染管理培训由科内医院感染管理小组成员对各岗位工作人员、工人进行理论培训，并现场指导清洁工的工作，不定期监督检查清洁工医院感染预防控制措施的落实情况。

3.科内组织培训，要求在班人员人人参加，实名签字。医院感染管理部门组织的全院性培训，要求休息人员尽量参加，科室院感管理小组人员必须参加。

4.对新进人员医院感染管理方面的知识进行专项培训。

5.科内培训内容包括相关法律法规、行业标准、职业防护、医院感染暴发报告及处置、手卫生、消毒与灭菌、隔离技术、医疗废物管理等。

6.科内医院感染管理小组成员定期对科内工作人员进行医院感染管理知识考

核并做好记录，以利于持续质量改进。

二十一、对外服务管理制度

1.对需要提供消毒、灭菌服务医疗机构的器械、器具和物品回收、运输、清洗消毒、灭菌操作流程进行安全风险评估，签订协议，明确双方职责。

2.被服务机构应向消毒供应中心提供器械、器具和物品的说明书和清单，内容包括清洗消毒、包装、灭菌方法与参数等。

3.被服务机构送达消毒供应中心的器械、器具和物品及盛装容器应清洁。

4.消毒供应中心应建立器械、器具和物品的交接流程，双方依据清单共同清点、核查、确认、签名，专人负责，记录保存备查。

5.被服务机构应及时送达待处理器械、器具和物品，保证足够的处置时间。择期手术最晚应于前一日19时前送达，急诊手术器械应提前通知、尽早送达。

6.消毒供应中心遵照《医院消毒供应中心 第2部分：清洗消毒及灭菌技术操作规范（WS 310.2—2016）》和《医院消毒供应中心 第3部分：清洗消毒及灭菌效果监测标准（WS 310.3—2016）》的规定进行清洗消毒、灭菌质量监测，专人负责，对外供应物品每批次进行生物监测，合格后方可发放。

7.所有外来消毒、灭菌物品均应严格登记，确保灭菌质量可追溯，资料按要求保存备查。

8.定期对对外供应物品的清洗消毒、灭菌工作进行质量评价；及时与被服务机构沟通质量验收、评价及使用过程中存在的问题，持续改进。

二十二、压力蒸汽灭菌器安全管理制度

1.每日设备运行前应进行安全检查，包括压力蒸汽灭菌器压力表处在"0"的位置；记录打印装置处于备用状态；压力蒸汽灭菌器柜门密封圈平整、无损坏，柜门安全锁扣灵活、安全有效；压力蒸汽灭菌器柜内冷凝水排出口通畅，柜内壁清洁；电源、水源、蒸汽、压缩空气等运行条件符合设备要求。遵循说明书对压力蒸汽灭菌器进行预热。

2.严格遵守灭菌操作流程，按照压力蒸汽灭菌器各项操作规程操作。

3.每半年对压力表进行检测，每年对安全阀进行检测，每年由特种设备管理部门进行压力容器安全性能检测；每3～6个月用耐高温润滑油润滑门封，必要时更换门封。定期全面检查、维护压力蒸汽灭菌器，发生故障立即停机维修。

4.操作人员必须经过专业的培训并取得特种设备操作证，应熟练掌握压力蒸汽灭菌器性能要求，认真观察整个灭菌过程的设备运转情况和各项参数，如压力、温度、真空度、灭菌时间、干燥时间等，及时发现故障，不得擅自离开岗位。

5.已灭菌物品和未灭菌物品应严格分开放置，以免混淆造成交叉感染。

6.严格按《消毒技术规范》要求装载物品。有筛孔的容器灭菌前应打开，灭菌结束立即关闭；大包、敷料类放上层，中包放中层，小包及金属类放下层。

7.灭菌程序结束后，将灭菌器内蒸汽排净，使压力表处在"0"的位置，打开舱门少许进行冷却。待灭菌器内腔温度下降后戴防烫手套将灭菌架拖出，待灭菌物品温度降至室温或冷却时间达30分钟以上方可卸载。

8.确保灭菌质量，做好灭菌效果监测工作：每日第一锅空锅做B-D测试，每锅均有物理监测（记录压力、温度、时间、装载物品名称及数量、监测效果及操作人员姓名）、每包进行化学监测。常规每周进行一次生物监测，有植入物时每批次进行生物监测，记录监测结果，按规定保存记录备案。监测结果不符合要求时应停止使用灭菌器并分析原因，直至监测合格后方可继续使用。灭菌效果测试指示物应符合相关标准要求。

9.做好灭菌后的工作，内容包括了解灭菌器运作过程的温度、压力、时间是否达到要求并在打印表上签名，与当班护士共同核对灭菌后化学指示物变色情况，并记录备案。按物品类别、日期放置于无菌物品存放架上。

10.高压蒸汽灭菌器新安装、更新、大修、改变装载方法、更换包装材料等时，应遵循厂家的使用说明或指导手册进行检测，灭菌效果合格后方可使用。

11.认真做好灭菌后的安全检查工作，清洁灭菌器内舱及门，关闭电源、汽源、水源。

二十三、压力蒸汽灭菌器日常安全检查制度

每日灭菌前操作人员必须做好安全检查，发现异常立即报告护士长及医学工程科。

（一）灭菌前安全检查

1.压力表处于"0"的位置。

2.记录打印装置处于备用状态。

3.灭菌柜门密封圈平整、无损坏。

4.柜门安全锁扣灵活、安全有效。

5.柜内冷凝水排出口通畅。

6.管道无漏气、漏水。

7.排气口过滤网清洁无尘。

（二）每日维护检查

1.表面除尘。

2.清洁灭菌柜室及门封条、排气滤网。

3.电源正常。蒸汽：$2.5 \sim 4.0 \mathrm{kg/cm}^2$；水源：$2 \sim 5 \mathrm{kg/cm}^2$；压缩空气：$5 \sim 7 \mathrm{kg/cm}^2$。

二十四、过氧化氢低温等离子灭菌器安全管理制度

1.厂家必须提供许可批件，使用中严格遵循许可批件中有关产品使用说明和厂家提供的说明书操作。

2.对操作人员进行过氧化氢低温等离子灭菌的专业知识培训，确保操作人员掌握使用方法及保养过程，如过氧化氢低温等离子灭菌器的特性、使用范围、器材的清洗标准、操作程序、灭菌次数、灭菌效果的监测、合理的包装、对周围环境的要求等。

3.由厂家专业工程师进行设备安装和定期维护保养。

4.灭菌前器材的清洁：器械清洗的过程中必须拆卸到最小单位，严格遵守清洗操作流程，彻底清除器械表面及管腔内的血迹、污垢等有机物，以保障灭菌成功率。

5.灭菌前必须彻底干燥器械。

1）普通器械，如除颤器、电钻、磨钻、摆锯等，在40～50℃下烘干5～10分钟。

2）带管腔器械和腔镜器械必须用高压气枪进行干燥，再放置60～80℃的干燥柜内烘干5～10分钟，做到所有部位均不潮湿。

6.包装待灭菌物品：必须使用专用包装材料和容器。包装使用无纺布或附有STERRAD化学显示的灭菌袋及专用器械盒，包装材料避免重复使用。如发现无纺布包装材料在运转过程中因为摩擦产生毛刺，应谨慎使用。包装待灭菌物品前应仔细检查，防止带有纸类器械目录单、标签等细碎杂物混入。电钻与电池分开放置。同时应避免纸质、棉布、金属盒等不正确包装。

7.不能用过氧化氢低温等离子灭菌的物品：布类、纸类、油类、水剂、粉剂。

8.灭菌物品摆放：只能单层摆放，不可挤压摆放。

9.灭菌程序的选择：遵循说明书，选择灭菌循环。

10.日常检查。

1）电气检查：正确连接电源。

2）在启动循环前，更换空的或过期的卡匣。

3）检查内置打印机功能完好，如打印纸不够需及时添加。

4）检查灭菌剂是否足够，如不够用，及时添加过氧化氢卡匣；在添加过氧化氢卡匣前，应确认过氧化氢卡匣的完好性及有效性。

5）检查灭菌舱内是否清洁，门封是否良好。

11.日常监测。

1）物理监测：每次灭菌应连续监测并记录每个灭菌周期的临界参数，如压力、温度、过氧化氢浓度、等离子电源输出功率和灭菌时间等灭菌参数。灭菌参数应符合灭菌器的使用说明或操作手册的要求。

2）化学监测：每个灭菌包应使用包外化学指示物作为灭菌过程的标志；每包内最难灭菌位置放置包内化学指示物，通过观察其颜色变化，判定其是否达到灭菌合格要求。

3）生物监测：应每日至少进行一次灭菌循环的生物监测，灭菌以后将生物指示剂置于快速生物阅读器56℃±1℃条件下培养，观察结果并记录存档。监测方法应符合国家的相关规定。

12.定期监测。

1）定期检查过氧化氢卡匣。

2）定期清理蒸发器托盘。清理前确定蒸发器托盘冷却并戴天然橡胶手套或PVC手套以避免触碰残余的过氧化氢；拆除后使用流动水清洗干净，用无绒布擦干蒸发器后安装。

3）定期对过氧化氢浓度进行监测。

13.应记录每次灭菌的运行情况，包括灭菌日期、灭菌批次号、装载的主要物品、灭菌程序号、主要运行参数、操作人员签名或代号及灭菌质量的监测结果等，并存档。

14.操作人员做好自身防护，防止过氧化氢残留导致灼伤。

二十五、环氧乙烷灭菌器安全管理制度

1.严格遵循厂家说明或指导手册进行操作。

2.环氧乙烷灭菌适用于不耐热、不耐湿的器械、器具和物品。

3.环氧乙烷灭菌器设独立灭菌间，有独立的排风系统，宜配置有害气体浓度超标报警器。

4.灭菌前检查。

1）打开设备电源及压缩空气机电源，检查计算机显示屏是否处于正常状态、打印装置是否处于备用状态；检查压力表数值是否处于正常状态；检查水箱水位，注入蒸馏水，保证灭菌器用水。

2）打开排风机器，清洁内腔，保持灭菌器清洁、干燥。

3）正确安装环氧乙烷气瓶。

4）装载前操作人员逐个检查待灭菌包的包装完整性及标识、灭菌锅次号，如有信息系统，扫码录入待灭菌包信息。

5.环氧乙烷灭菌物品应符合以下要求。

1）灭菌的器械、器具和物品应清洗干净并充分干燥。

2）灭菌程序、参数及注意事项符合《医疗机构消毒技术规范（WS/T 367—2012）》的规定，并遵循厂家说明书。

3）灭菌装载应利于灭菌介质穿透。

6.环氧乙烷灭菌的监测。

1）物理监测：每次灭菌应监测并记录灭菌时的温度、压力、时间和相对湿度等灭菌参数，确保符合灭菌器的使用说明或操作手册的要求。

2）化学监测：每个灭菌物品应使用包外化学指示物作为灭菌过程的标志，包内最难灭菌位置放置包内化学指示物，通过其颜色变化，判定其是否达到灭菌合格要求。

3）生物监测：每灭菌批次应进行生物监测，监测方法符合要求。用枯草杆菌黑色变种芽孢置于常规生物监测包内，对灭菌器的灭菌质量进行监测。常规生物监测包放于灭菌器最难灭菌的部位（整个装载灭菌包的中心部位），灭菌周期完成后取出监测包。将枯草杆菌黑色变种芽孢生物指示剂置于生物阅读器内培养，取同批号指示剂作为阳性对照组，按要求共同培养后，判读结果。

7.物品装载量不应超过柜内总体积80%。

8.环氧乙烷气瓶应存放于远离火源、静电，且阴凉、通风、温度低于35℃的环境中，存放柜加锁，用时轻拿轻放，切勿猛烈碰撞。气瓶实行出入库管理，做好登记，使用后气瓶按照国家规定的废物处理要求进行处理。

9.采用新灭菌程序、新类型诊疗器械、新包装材料，使用环氧乙烷灭菌前应验证灭菌效果。

10.根据厂家说明书制订操作规程及环氧乙烷紧急事故和泄漏的处理预案。环氧乙烷气体具有一定毒性，对皮肤、眼睛及黏膜刺激性强，如有接触，立即用水冲洗。

11.环氧乙烷灭菌器操作人员必须经过专业培训，熟悉环氧乙烷的理化性质、设备的操作程序和安全防护原则。定期进行灭菌器的清洁、保养工作。

12.对灭菌过程进行质量监测，监测记录应具有可追溯性，归档备查，灭菌质量的监测资料应至少保留3年。

二十六、医疗废物管理制度

1.严格执行《医疗废物管理条例》。

2.医疗废物分为感染性废物、损伤性废物、药物性废物、化学性废物、病理性废物。消毒供应中心工作人员应根据医疗废物目录，对诊疗过程中产生的医疗废物按类别进行分类，由清洁工扎口密封收集。感染性废物双层包装。

3.采用有盖足踏开关的垃圾桶，按警示标识规范放置：垃圾桶均按规范要求贴醒目标识，黑色垃圾袋装生活垃圾、黄色垃圾袋装医疗废物、白色垃圾袋装一次性外包装。

4.损伤性废物：如针头、缝合针、刀片等应与一般感染性废物分开，用锐器盒盛装，容量不超过3/4。

5.环氧乙烷灭菌并使用后的空罐直接放入黄色垃圾袋；生物监测产生的嗜热脂肪芽孢杆菌和枯草杆菌黑色变种芽孢放入黄色垃圾袋；使用后的一次性手套、口罩、帽子、围裙等放入黄色垃圾袋。

6.去污区使用后的鞋套放入黄色垃圾袋，检查包装及灭菌区和无菌物品存放区使用后的鞋套可放入黑色垃圾袋。

7.医疗垃圾由专人经固定路线封闭运送，防止泄漏、污染。运送用具用后立即清洁、消毒、干燥备用，定点存放。

8.垃圾袋或容器确保完好无破损、无渗漏，放入包装物或者容器内的医疗废物不得取出。

9.认真执行医疗废物管理制度，禁止转让、买卖医疗废物。

10.工作人员在收集医疗废物时加强职业防护，应戴口罩、帽子，穿工作衣，戴防护手套。

二十七、计算机管理制度

1.开机前先检查电源是否正常，然后按操作程序开机。先开主机开关，再开显示器开关，最后开打印机开关，进入消毒供应中心管理系统。

2.当计算机使用完后，先关打印机开关，再关显示器开关，最后关主机开关。

3.全体工作人员均应掌握计算机操作常识，确保数据准确。

4.消毒供应中心的计算机需由专人管理，定期检查，加强系统的安全管理，防止病毒污染。

5.严禁工作人员将其他部门或个人软件程序装入消毒供应中心的计算机，禁止玩电子游戏等，违规者必须严肃处理。

6.每日对计算机、键盘进行清洁、消毒，防止污染。

二十八、医用冰箱管理制度

1.医用冰箱专人管理，每周进行一次清洁、除霜。

2.医用冰箱内的试剂等物品要分类放置，摆放整齐，定期清点、检查。

3.医用冰箱内物品要做到四无：无过期、无受潮、无霉点、无丢失。

4.医用冰箱内禁存私人物品。

5.医用冰箱内禁放易燃易爆危险品。

二十九、新器械接收制度

1.由于新手术的开展，投入临床使用的新器械在使用前应与消毒供应中心进行交接。

2.器械交接时需提供院内审批报告（试用或新购）和器械说明书（包括器械

的清洗消毒、灭菌、维护与保养等处理方法与注意事项，灭菌要提供灭菌方式、灭菌参数等）。

3.消毒供应中心应参照说明书，根据现有条件对清洗消毒、灭菌能力进行评估，具备清洗消毒、灭菌能力后进行接收。

4.接收新手术器械时应做好新器械接收登记。

5.精密、易损、贵重等特殊器械严格遵循器械说明书，结合现有流程，制定清洗消毒、灭菌方法。

6.消毒供应中心专科器械管理人员建立新器械身份证，拍摄图片，做好信息系统录入资料库管理等后续工作。

7.针对新器械进行培训，做到人人掌握，并做好记录。

三十、医用防护物资使用管理制度

1.根据《医疗机构医用耗材管理办法（试行）》的要求，加强医疗机构医用防护物资的使用管理，确保医用防护物资使用合理有效。

2.规范医院医用防护物资的申领和使用，为医院传染病防控提供有效的物资保障，确保医护人员医疗安全和患者治疗安全。

3.医用防护物资包括医用外科口罩、医用防护口罩、医用检查手套、护目镜、防护面罩/防护面屏、隔离衣、医用防护服、核酸检测试剂和配套材料、半导体快速测温仪等，是用于传染病疫情防控的重要物资。

4.医用防护物资的使用标准。

1）医用防护口罩在发热门诊、急诊分诊区、隔离留观病区、隔离病区、隔离重症监护病区，以及进行呼吸道标本采集、气管插管、气管切开、无创通气、吸痰等可能产生气溶胶的操作时使用。在其他区域进行的其他诊疗操作，原则上不使用。

2）医用防护服在隔离留观病区、隔离病区、隔离重症监护病区使用，严禁穿着医用防护服离开上述区域。在其他区域进行的诊疗操作，原则上不使用。

3）隔离衣在预检分诊、发热门诊使用。

4）护目镜和防护面罩/防护面屏在隔离留观病区、隔离病区、隔离重症监护病区，以及进行呼吸道标本采集、气管插管、气管切开、无创通气、吸痰等可能出现血液、体液和分泌物等喷溅操作时使用。严禁戴着护目镜和防护面罩/防护面屏离开上述区域。护目镜和防护面罩/防护面屏在经严格消毒后可重复使用。

5.医用防护物资的申领和管理。

1）使用科室根据使用标准发起《传染病防控物资申领表》—发起者部门主管审核—临床医学工程科审核—物资管理组执行—领用/发放

2）医用防护物资日报信息应按规定准时报送至指定的即时通讯信息群中，内容应至少包含医用防护物资的名称、当日使用数量、当日存留量、当日在岗人数。

3）使用科室负责医用防护物资的申领、存储、合理使用、数量登记、信息报送。

4）临床医学工程科负责《传染病房防控物资申领表》审核、医用防护物资出库发放、使用信息统计，配合医院感染部门进行使用指导。

三十一、医用防护物资库存管理制度

1.根据《关于加强疫情期间医用防护用品管理工作的通知》要求，结合医院的"库房管理制度""医用防护物资使用管理制度"，加强医用防护物资库存管理，确保传染病疫情防控工作的正常开展。

2.规范医用防护物资的库存管理，保障传染病疫情防控工作开展的医用防护物资供应。

3.库房管理人员应严格按照"医疗器械验收管理制度"进行验收操作，并真实、完整、准确地进行验收记录。不符合采购管理规定和捐赠管理规定，以及无质量合格证明、过期、失效或者淘汰的医用防护物资不得验收入库。

4.医用防护物资应做到单独标识或分区存放，库房应满足医用防护物资的储存条件要求。

5.医用防护物资应单独建立物资明细台账，确保账物相符。

6.库房管理人员在发放医用防护物资时，应严格按照《传染病防控物资申领表》核定申领数量进行发放。

7.库房管理人员负责 "医用外科口罩、医用检查手套、隔离衣的实物移库接收、存储管理、账务管理，并将医用防护物资库存信息及时上报相关部门。

第四章　消毒供应中心操作规程

一、回收操作规程

回收是收集污染的可重复使用器械、器具和物品的工作过程。

普通器械、器具和物品回收是对医院各科室使用后的可重复使用器械、器具和物品进行密封式回收并送至消毒供应中心去污区的过程。

特殊感染物品、器具和物品回收是对医院各科室被朊病毒、气性坏疽及突发原因不明的传染病病原体污染的器械、器具和物品进行双层封闭式包装并注明病原体名称，密闭式单独回收至消毒供应中心去污区的过程。

回收精密、贵重器械时，使用有保护措施的回收容器装载，导线类应与锐利器械分开放置，避免损坏。

1.操作人员规范着装，戴手套，做好个人职业防护。准备好回收车辆和收集箱。

2.到临床科室回收物品时，应将污染物品和特殊污染物品（双层封闭包装并注明病原体名称）分开密闭式回收。

3.回收时加强与病房护士沟通。使用后的医疗废物不得回收进入消毒供应中心。

4.将回收物品密闭运回消毒供应中心去污区，与去污区工作人员交接物品，分类清点各类物品并登记。

5.回收车和回收用具每次使用后立即清洗消毒、干燥备用，定点放置并记录。

6.按七步洗手法洗手。

二、清点操作规程

清点是对回收至去污区的可重复使用器械、器具和物品进行数量、质量核查的过程。

1.按照标准防护要求穿防水服、防水围裙，戴圆帽、口罩，穿防护鞋，戴双层手套，必要时戴护目镜、面罩，防止职业暴露。

2.所有可重复使用器械、器具和物品回收至去污区后，应将密闭回收容器置于清点分类台上，双人共同清点器械、器具和物品的数量，查看性能及规格，保证器械、器具和物品的正确性和完好性。

3.如发现数物不符或有损坏、预处理不当，应立即与相关科室沟通。

4.器械取放时应注意轻拿轻放，特殊污染器械应单独处理，避免污染扩散发生职业暴露。

5.结构复杂、精密、贵重的器械应按科室要求做好标识，置于专用清洗篮筐并注意保护，清洗时注意识别，避免处理不当导致丢失或损坏。

6.清点完成后录入追溯系统，信息应准确无误。

三、分类操作规程

分类是将污染器械、器具和物品在清洗前按材质、结构、污染程度及清洗消毒方法或器械来源地进行分类整理的过程。

1.按照标准防护要求穿防水服、防水围裙，戴圆帽、口罩，穿防护鞋，戴双层手套，必要时戴护目镜、面罩，防止职业暴露。

2.应按器械、器具和物品的材质、结构、污染程度、精密程度、清洗消毒方法进行分类。严格按照厂家说明书对器械、器具和物品进行处理。

1）对不同来源地的器械、器具和物品分开放置，放置标识牌。

2）对不同材质的器械、器具和物品分开放置，避免因清洗方式错误造成损坏。

3）对污染严重程度不同的器械、器具和物品分别处理，避免清洗质量不合格。

4）对不同精密程度的器械进行区分，并放置于带保护垫的专用清洗篮筐内，放置标识牌，防止器械损伤。

3.器械取放时应注意轻拿轻放，手术器械应与其他器械分开，不得混淆。

四、耐湿、耐热器械、器具和物品手工清洗操作规程

1.按照标准防护要求穿防水服、防水围裙，戴圆帽、口罩，穿防护鞋，戴双层手套，必要时戴护目镜、面罩，防止职业暴露。

2.将污染的器械、器具和物品置于流动水下冲洗，有腔隙的器械或管腔器械应用压力水枪冲洗，初步去除污染物。

3.根据器械污染情况合理选择医用清洗剂浓度，将器械完全浸没于清洗剂中5～10分钟，应确保管腔或腔隙内充满清洗剂。

4.根据器械选择清洗刷，沿器械纹理一致的方向在液面下刷洗。管腔先用压力水枪去除污渍，然后用清洗刷在液面下反复来回刷洗管腔内部（刷洗时两头见毛刷）。穿刺针用棉签擦拭针栓内面。

5.采用流动水冲洗或刷洗，管腔器械可使用压力水枪冲洗。

6.采用电导率≤15μS/cm（25℃）的纯化水进行终末漂洗。

7.采用湿热消毒方法或化学消毒剂浸泡法进行消毒。如使用化学消毒剂进行处理，需按规定再次使用纯化水进行终末漂洗。

五、不耐湿、不耐热器械、器具和物品手工清洗操作规程

1.按照标准防护要求穿防水服、防水围裙，戴圆帽、口罩，穿防护鞋，戴双层手套，必要时戴护目镜、面罩，防止职业暴露。

2.用湿润的清洁软巾初步擦拭器械、器具和物品的各个面3遍。

3.用蘸有清洗剂的清洁软巾擦拭器械、器具和物品的各个面3遍。

4.用干燥的清洁软巾擦拭器械、器具和物品的各个面3遍。

5.用蘸有蒸馏水或纯化水的清洁软巾擦拭器械、器具和物品的各个面，再用干燥的清洁软巾擦干。

6.脱外层手套，用灭菌纱布蘸75%乙醇或遵循厂家说明书进行擦拭消毒3遍，并将消毒好的器械、器具和物品用专用托盘或篮筐经传递窗递交给检查包装及灭菌区。

六、机械清洗操作规程

1.按照标准防护要求穿防水服、防水围裙，戴圆帽、口罩，穿防护鞋，戴双层手套，必要时戴护目镜、面罩，防止职业暴露。

2.根据器械、器具及物品的分类及污染程度，选择适宜的清洗消毒器、器械装载方法和装载量。

3.检查清洗消毒器是否处于完好备用状态。严格按照厂家提供的说明书规范使用清洗消毒器，检查过滤网、喷淋臂是否洁净、通畅，喷淋臂旋转是否灵活，水、电、汽、压缩空气是否达到设备工作条件，医用清洗剂、润滑剂储量是否充足。

4.污染较重的器械、器具和物品需先放入与之相适宜的清洗剂中浸泡5～10分钟，必要时手工刷洗后放入适宜的清洗消毒器。

5.器械装载时，器械关节充分打开、方向一致地放置于器械支撑架上，可拆卸部分必须拆卸至最小单位；容器开口朝下或倾斜摆放；精密、锐利器械使用保护装置并分开放置；材质较轻的物品应和较重的物品捆在一起；根据器械、器具和物品的类型使用专用清洗篮筐、清洗架和配件。

6.将清洗篮筐置于清洗架上后，检查清洗架上的旋转臂能否正常旋转，不应受到器械、器具及物品的阻碍；内腔是否通畅；装载的量和装载的方式是否符合清洗消毒器的要求。

7.遵循器械、器具和物品厂家说明书或指导手册，选择相匹配的程序与参数，将器械支撑架推至清洗消毒器装载的合适位置，选择正确的清洗程序。

8.清洗完毕，确认各项参数指标是否符合设定程序指标，并记录保存，检查舱内有无杂物，清洗消毒工作场所及清洗工具，清洗工具定点放置。

七、超声波清洗消毒机操作规程

1.按照标准防护要求穿防水服、防水围裙，戴圆帽、口罩，穿防护鞋，戴双层手套，必要时戴护目镜、面罩，防止职业暴露。

2.接通电源，在清洗槽内注入适量软水或纯化水，水温低于45℃，按医用清洗剂厂家说明书配置比例添加医用清洗剂。

3.根据厂家说明书进行空载排气。

4.将污染较重的器械、器具和物品放入与之相匹配的清洗剂的液面下浸泡5~10分钟后，流动水下冲洗器械、器具和物品，初步去除污染物，必要时手工清洗。

5.将预洗好的器械、器具和物品放在专用清洗篮筐中，浸没在超声波清洗剂水面下，管腔内注满水；遵循器械、器具和物品厂家说明书设置清洗时间及超声频率等参数。盖好超声波清洗消毒机盖，按下启动开关。

6.程序运行结束，打开超声波清洗消毒机盖，将专用清洗篮筐取出，按手工清洗流程进行漂洗或放进清洗消毒器内进行机械清洗。

7.按排水键，待清洗舱内所有清洗剂排净后关闭排水开关。

8.关闭超声波清洗消毒机电源，对超声清洗消毒机、过滤网按要求进行清洁、消毒处理。

八、特殊感染物品处理操作规程

1.按照标准防护要求穿防水服、防水围裙，戴圆帽、口罩，穿防护鞋，戴双层手套，必要时戴护目镜、面罩，防止职业暴露。

2.回收的特殊感染污染器械、器具和物品必须置于医疗垃圾袋中，分两次双层包装，使用鹅颈式包装方式扎紧封口，并在医疗垃圾袋外侧标明病原体名称，使用封闭容器及车辆单独回收。

3.被朊病毒污染的器械、器具和物品应置于专用特殊感染浸泡箱/盆，加入足够浸没器械、器具和物品的1mol/L氢氧化钠溶液，浸泡60分钟，再按照常规流程进行清洗消毒、干燥处理。

4.被气性坏疽污染的器械、器具和物品应先采用1000～2000mg/L含氯消毒剂浸泡30～45分钟，有明显污染物时采用5000～10000mg/L含氯消毒剂浸泡至少60分钟后，再按照常规流程进行清洗消毒、干燥处理。

5.被突发原因不明的传染病病原体污染的器械、器具和物品的清洗消毒处理，应符合国家当时发布的规定。

6.将包装材料等医疗废物装入双层医疗垃圾袋，封口并贴好感染类型的标识。

7.处理结束后，操作台面、回收车、地面、浸泡容器等应根据污染程度，使用1000～2000mg/L或5000～10000mg/L含氯消毒剂至少保持与被污染表面接触30～45分钟或60分钟，再做清洁处理。

九、医用干燥柜操作规程

1.按照标准防护要求穿防水服、防水围裙，戴圆帽、口罩，穿防护鞋，戴双层手套，必要时戴护目镜、面罩，防止职业暴露。

2.确保干燥柜门关闭严密，干燥架清洁、牢固，通风管道通畅。

3.戴清洁手套打开干燥柜门，将待干燥物品均匀放置，不得受压，并留出一定空隙，管腔类器械使用气枪吹2～3次后再放入设备中，以增加受热面积，加快蒸发。

4.根据物品材质选择相应干燥程序，金属类干燥温度70～90℃，塑胶类干燥温度65～75℃。特殊物品的干燥程序设置参照说明书。按启动键启动。

5.设备运行结束1分钟后，戴防烫手套，从检查包装及灭菌间打开干燥柜门取出物品，关好柜门。

6.工作结束后关闭电源，定期保养、维护。

十、器械、器具和物品检查与保养操作规程

1.操作人员规范着装，衣、帽、鞋穿戴整齐，洗手，必要时戴口罩。

2.采用目测或使用带光源放大镜对干燥后的器械、器具和物品进行检查。

1）器械的表面、关节、齿牙应光洁，无血渍、污渍、水垢等残留物质和锈斑，清洗质量不合格的器械应返回去污区重新处理。

2）有轴节器械应关节灵活、对合整齐，尖端咬合紧密，外观无变形损坏，闭合时无空隙，主柄对称，螺丝无松动，关节松紧度合适。

3）管腔类器械应对光检查，采用压力气枪、白纱布、通条等检查：管腔内应无残留物质堵塞，腔体通畅；穿刺针应针端无缺损、变形、倒钩等现象，确保管腔通畅，针尖锋利，斜面平整无缝隙，针芯与外套配套。

4）带电源器械应进行绝缘性能检查。

3.所有耐湿、耐热器械、器具和物品宜采取机械清洗流程，确保清洗质量并均匀上油保养；关节过紧的器械可手工进行器械润滑，使用医用润滑剂喷洒关节面，保证金属器械无锈渍，关节灵活。

4.特殊器械的检查与保养应遵循厂家说明书。

十一、闭合式包装操作规程

1.操作人员规范着装，衣帽鞋穿戴整齐，洗手，必要时戴口罩。

2.根据器械装配的技术规程或图示，对拆卸的器械进行组装。精密、锐利器械等给予保护或使用带固定装置的硬质容器。

3.根据物品配置清单要求，配包人员和核对人员双人核对物品的名称、规格、数量、性能、功能状态。

4.按照器械使用顺序将钳类器械分类串装，平整有序地将器械摆放在篮筐或

有孔的盘中，并铺吸水纸，根据配置清单补充辅助物品并放置包内化学指示卡，正面朝上避免与器械紧贴。

5.根据器械及篮筐（或盘）的体积大小及临床需求选择包装材料，检查包装材料的完好性，将器械放置于包装材料合适的位置，按信封或平行包装方法分两次包装，松紧适度；使用专用胶带封包，胶带长度应与灭菌包体积、重量相适宜，松紧适度，封包应严密，保持闭合完好性。

6.包外应有相应化学指示物。包装标识应注明物品名称、使用科室、配包及核对者姓名、灭菌器编号、灭菌批次、灭菌日期和失效日期等相关信息，并具有可追溯性。

7.器械包重量不宜超过7kg，敷料包重量不宜超过5kg；使用下排气压力蒸汽灭菌时，待灭菌包体积不宜超过30cm×30cm×25cm，使用预真空压力蒸汽灭菌器时待灭菌包体积不宜超过30cm×30cm×50cm。

8.包装结束后整理物品，保持环境整洁。

十二、密封式包装操作规程

1.操作人员规范着装，衣帽鞋穿戴整齐，洗手，必要时戴口罩。

2.打开医用热封机电源开关，按包装材料设置医用热封机封口参数，有打印功能的医用热封机设置相应的打印信息，按厂家说明书进行热封参数的准确性和闭合完好性检查。

3.根据灭菌方式和灭菌物品要求，选择相匹配的纸塑袋或特卫强包装袋，并对光检查其完好性。

4.将拆卸的器械进行组装，锐利器械、精密器械进行保护，再次检查包装物品的名称、规格、数量、质量和性能。

5.将待包装物品放入包装袋内，器械指环一端朝包装开启方向，剪刀和血管钳等关节类器械不完全锁扣。

6.放置化学指示物，包内化学指示物正面朝向塑面。包外应有相应的化学指示标识。

7.当医用热封机达到设置温度时,将纸塑包装袋开口端放入封口处,塑面朝上,纸面朝下,进行连续性滚压,完成封口后从另一端取出,检查封口处的完好性及包装材料的完好性。

8.纸塑袋、纸袋等其密封宽度应≥6mm,包内器械距包装袋封口处应≥2.5cm。

9.在封口以外的塑面注明包装标识。标识内容应包括物品名称、使用科室、配包及核对者姓名、灭菌器编号、灭菌批次、灭菌日期和失效日期等相关信息,标识具有可追溯性。

10.包装结束后整理用物,关闭医用热封机电源,保持环境整洁。

十三、压力蒸汽灭菌操作规程

1.操作人员规范着装,洗手。

2.打开压力蒸汽灭菌器电源,检查压力表处在"0"的位置,打印记录装置处在备用状态;灭菌柜门密封圈平整、无损坏,柜门安全锁扣灵活、安全有效;灭菌柜内冷凝水排水口通畅,柜内壁清洁。确保电源、水源、蒸汽及压缩空气等运行条件符合灭菌器要求。

3.遵循说明书对灭菌器进行预热。

4.每日开始灭菌前空载进行B-D测试,合格后进入灭菌程序。

5.检查待灭菌物品包装松紧是否合适,保证其密闭完好;纸塑包装、硬质容器等要检查密封性是否完好。待灭菌物品按规范要求放入灭菌柜室内,同类材质的器械、器具和物品置于同一批次灭菌。不同材质同批次应纺织类置于上层、竖放;金属类置于下层、平放;纸塑包装侧放;盆、盘、碗类物品应斜放,容器开口朝向一致;玻璃瓶等底部无孔的器皿类物品应倒立或侧放。灭菌包之间留有间隙。生物测试包放置于蒸汽最难到达的部位。器械包重量不宜超过7kg,敷料包重量不宜超过5kg。使用预真空压力蒸汽灭菌器时待灭菌包体积不宜超过30cm×30cm×50cm。确保各类灭菌物品包装标识信息的完整性。

6.根据灭菌设备厂家提供的说明书中有关灭菌程序的设定,以及不同灭菌负载的种类和重量选择灭菌程序。

7.严密观察灭菌过程中的参数，包括温度、压力和时间等，以及设备运行状况，确保灭菌参数符合《医院消毒供应中心 第3部分：清洗消毒及灭菌效果监测标准（WS 310.3—2016）》的要求，如有异常及时处理。

8.待灭菌程序结束，灭菌器蒸汽排净，压力表在"0"的位置，打开舱门少许进行冷却。

9.待灭菌器内腔温度下降后戴防烫手套将灭菌架拖出，卸载灭菌物品，放置于指定的冷却区域，冷却时间达30分钟方可卸载。卸载时检查灭菌包的完整性、干燥情况和包外化学指示标签变色情况。

10.查看物理、化学监测结果，取出生物监测包及时培养，详细记录灭菌日期、灭菌器锅号锅次、灭菌运行开始和结束的时间、灭菌程序的类别和灭菌的温度、压力、时间等关键参数。

11.工作结束后，关闭灭菌器电源，定期保养、维护。

十四、环氧乙烷灭菌操作规程

1.操作人员规范着装，洗手。

2.打开通风系统，确保灭菌设备电源保持在接通状态，检查压缩空气源的压力值，灭菌器内外洁净，纯化水水箱水位能保证灭菌器用水，打印装置处于备用状态。

3.打开环氧乙烷灭菌器电源，正确安装环氧乙烷气瓶。

4.待灭菌物品应清洁并充分干燥，包装材料、方法正确，包装完整，标识齐全。

5.待灭菌物品应放于金属网篮内或金属网架上，物品周围留有间隙，不得叠放和堆积，纸塑包装应侧放，纸面对纸面、塑面对塑面，物品装载量不应超过柜内总体积80%。

6.每批次灭菌放置生物测试包于最难灭菌的部位。

7.根据厂家说明书、物品的材质选择灭菌温度及相应的通风时间。

8.灭菌过程中观察灭菌器运行情况，出现异常按照厂家说明书处理。

9.灭菌程序结束，打开舱门，取出监测包进行生物培养。

10.戴手套卸载灭菌物品，并确认灭菌包的有效性，记录物理监测、化学监测、生物监测结果。将无菌物品通过传递窗传至无菌物品存放区保管或发放。

11.取出已用过的环氧乙烷气瓶按规定丢弃后洗手。

十五、过氧化氢低温等离子灭菌操作规程

1.操作人员规范着装，洗手。

2.确认灭菌器控制屏幕正常显示，内置打印机功能完好，如打印纸不够需及时添加。检查灭菌舱的内壁是否清洁，舱门的升降速度是否正常，灭菌器门封条是否破损。

3.检查灭菌剂是否足够，及时添加过氧化氢卡匣，添加前确认过氧化氢卡匣完好性及有效期，查看过氧化氢泄漏指示条确保无泄漏。

4.装载前检查每个待灭菌物品，必须清洁并充分干燥，包装方法正确，包装完整，包装材料符合要求，标识齐全。

5.按要求正确装载，灭菌盒平置于灭菌架上，灭菌包之间应留间隙，不叠加。装载时不触碰门及内舱壁，物品和电极网之间应预留空隙。不同材质的器械、器具和物品可混放灭菌，特卫强包装袋物品应同一方向放置。物品装载量不应超过柜内总体积的80%。

6.按照厂家说明书要求，生物监测试剂放置于远离过氧化氢注入口，即最难灭菌的位置，随物品一起灭菌。

7.根据灭菌物品的种类、管腔直径、管腔长度选择相应的灭菌循环模式。

8.灭菌过程中观察灭菌器运行情况，出现异常按照厂家说明书进行处理。

9.灭菌程序结束，打开舱门，取出监测包进行生物培养。

10.戴手套卸载灭菌物品，并确认灭菌包的有效性，记录物理监测、化学监测、生物监测结果。将无菌物品通过传递窗传至无菌物品存放区保管或发放。

十六、无菌物品储存操作规程

1.操作人员规范着装，接触无菌物品前应洗手或手消毒。

2.检查无菌物品存放架（柜）、无菌物品存放篮筐是否清洁。

3.无菌物品储存前应确认物理监测、化学监测等灭菌质量监测合格，无菌包应清洁、无污渍、无湿包，包装松紧适宜，包装完好、无破损。硬质容器的安全闭锁装置完好，密封式包装封口严密。无菌标识粘贴牢固，标签项目完整，有效期准确，字迹清晰。

4.按照无菌物品名称、编号分类放置，灭菌日期应按先后顺序放置在固定位置，记录清单储存物品的名称、数量。

5.每日清点各类无菌包，及时补充，保证储备充足。

十七、无菌物品下送操作规程

1.操作人员规范着装，戴手套，做好个人职业防护。准备好下送车辆和下送用具。

2.根据临床科室物品申领单或回收清单核对物品名称、数量、有效期、包装完整性、有效性：包外化学指示物变色合格，包装清洁、干燥、无潮湿、无污渍；硬质容器的安全闭锁装置完好，密封式包装封口严密；标识粘贴牢固，标签项目完整，无菌有效期准确，字迹清晰；无菌物品在有效期内等。

3.用密闭运送车或容器将无菌物品运送至临床科室。手消毒后，与临床科室人员交接、核对并登记签名（品名、数量、无菌包的完整性等）。

4.下送工作结束后，对下送车和下送用具每次使用后立即清洁、干燥，定点放置。

5.按七步洗手法洗手。

十八、一次性无菌物品储存与下送操作规程

1.操作人员规范着装，接触一次性无菌物品前应洗手或手消毒。

2.未拆除外包装的一次性无菌物品应专库存放，专人保管，按要求存放于阴凉干燥、通风良好的物品架上，包装破损、失效、霉变及质量可疑的产品不得入库。

3.一次性无菌物品在拆除外包装前应核对名称、规格、数量、灭菌标识、灭菌日期、失效期及外包装的完整性，拆除外包装后才能进入无菌物品发放区，按灭菌日期先后顺序存放于专用存放柜内或架上。

4.发放时应根据临床科室申领单核对所申领一次性无菌品的名称、规格、数量、灭菌日期和失效日期。发放应具有可追溯性，如出库日期、名称、规格、数量、厂家、生产批号、灭菌日期、失效日期、发放科室等。

第五章　消毒供应中心操作质量考核标准

一、普通器械、器具和物品回收操作考核标准

普通器械、器具和物品回收操作考核标准见表5-1。

表5-1　普通器械、器具和物品回收操作考核标准

项目	考核标准	得分
一、操作准备（20分）	1. 评估环境：回收路线明确、安全（3分）。	
	2. 自身准备：按要求规范着装，戴圆帽（1分）、穿外出鞋（1分）、修剪指甲（1分）、洗手（2分）、戴口罩（2分）。	
	3. 用物准备：回收车（2分）、标识清晰的密闭回收容器（2分）、快速手消毒剂（在有效期内）（2分）、手套（2分）、回收记录单（2分）。	
二、操作步骤（70分）	1. 回收转运。	
	1）检查回收用具：回收容器充足（2分）、密闭性好（2分）、标识清晰（2分），回收车辆性能良好（2分）；防护用品齐全，满足回收需要（2分）；回收车及回收容器处于清洁状态（2分）。	
	2）可重复使用器械、器具和物品直接置于封闭的容器中（3分），精密、易损坏器械应采取保护措施（5分），防止转运过程中碰撞损坏或遗失器械。	
	3）回收车沿污物回收路线行至回收科室（5分），戴手套（2分），选取标识正确的清洁容器替换已存放污染器械的容器，放入回收车内（2分）；脱手套（3分），快速手消毒（5分），依次回收下一科室物品。	
	4）沿污物回收路线将物品回收、转运至消毒供应中心去污区（10分）。	
	5）穿防护服（2分）、戴手套（2分），卸载回收容器交去污区工作人员（2分）。	

续表 5-1

项目	考核标准	得分
	2. 终末处理。 1）回收车辆和容器清洗（3分）、消毒（3分），干燥备用（3分）。 2）物品定点放置（2分），脱手套（2分），脱防护服（2分），规范洗手（2分）。	
三、整体评价（10分）	1. 查对到位（2分），回收信息正确无误（1分），器械、器具和物品无损坏丢失（2分）。	
	2. 做好自身防护，不发生职业暴露（2分）。	
	3. 洁、污概念明确（3分）。	
总分		
备注		

注意事项：

1.不应在诊疗场所对污染的器械、器具和物品进行清点，采用封闭式回收，避免反复装卸。

2.接触污染物品的手套不能污染电梯等公共设施。

3.及时与临床科室沟通，做到临床科室满意，无纠纷、无投诉。

二、特殊感染器械、器具和物品回收操作考核标准

特殊感染器械、器具和物品回收操作考核标准见表5-2。

表5-2　特殊感染器械、器具和物品回收操作考核标准

项目	考核标准	得分
一、操作准备（20分）	1. 评估环境：回收路线明确、安全（3分）。	
	2. 自身准备：按要求规范着装，戴圆帽（1分）、穿外出鞋（1分）、戴手套（2分）、戴口罩（2分）、戴护目镜（2分）、修剪指甲（1分）、洗手（2分）。	

续表 5-2

项目	考核标准	得分
	3. 用物准备：回收车（1分）、标识清晰的特殊感染疾病专用密闭回收容器（2分）、快速手消毒剂（在有效期内）（1分）、手套（1分）、回收记录单（1分）。	
二、操作步骤（65分）	1. 回收转运。 1）检查回收用具：专用回收容器密闭性好（2分）、标识清晰（2分），回收车辆性能良好（2分）；防护用品齐全，满足回收需要（2分）。 2）回收车沿污物回收路线行至回收科室（5分），戴手套（2分），将标识正确的清洁容器替换已存放特殊感染器械、器具和物品的专用回收容器（5分），双层封闭包装（3分），并将有明显感染性病原体标识的特殊感染物品放入回收车内（5分）；脱手套（2分），快速手消毒（2分）。 3）沿污物回收路线单独将物品回收转运至消毒供应中心去污区（10分）。 4）穿防护服（2分）、戴手套（2分），卸载回收容器交去污区工作人员（2分）。	
	2. 终末处理。 1）单独消毒（3分）、清洗（3分）回收车辆和容器，干燥备用（3分）。 2）物品定位放置（2分），脱手套（2分），脱防护服（2分），规范洗手（2分）。	
三、整体评价（15分）	1. 自身防护到位，未污染环境，未引起感染扩散（2分）。	
	2. 回收用具清洁、消毒合格，干燥备用，定点放置（3分）。	
	3. 交接内容符合要求，重点交接特殊疾病名称（5分）。	
	4. 洁、污概念明确（5分）。	
总分		
备注		

注意事项：

1.被朊病毒、气性坏疽及突发原因不明的传染病病原体污染的器械、器具和物品，使用者在使用后应先用消毒剂做消毒保湿处理，再用双层防渗漏封闭包装并标明病原体名称及科室名称。

2.根据特殊感染疾病种类选择相应的化学消毒剂对回收工具进行消毒，先消毒再清洁。

三、器械、器具和物品清点操作考核标准

器械、器具和物品清点操作考核标准见表5-3。

表5-3 器械、器具和物品清点操作考核标准

项目	考核标准	得分
一、操作准备（20分）	1.评估环境：环境整洁（2分），宽敞（1分）、明亮（1分），符合规范要求（1分）。	
	2.自身准备：按标准预防要求着防护服（1分）、戴圆帽（1分）、戴口罩（1分）、穿防护鞋（1分）、修剪指甲（1分）、戴双层手套（1分），必要时戴护目镜/面罩（1分）。	
	3.用物准备：清点分类台（1分）、精密器械保护垫/套（1分）、盛装容器或清洗装载篮筐（1分）、医疗废物盛装容器（1分）、锐器盒（1分）、污染布类回收暂存容器（1分）、各种标识牌（1分）、清点记录工具（1分）。	
二、操作步骤（65分）	1.清点物品。 1）核对科室信息：将密闭回收容器置于分类台上（2分），双人共同核对物品来源科室（2分），两人确认无误（2分）。 2）双人核对器械与物品的数量（3分）、规格（3分）、质量（3分）及各零部件情况（3分），保证器械、器具和物品的正确性（2分）和完好性（2分）。 3）器械取放时应轻拿轻放（5分），锐利器械、精密器械应置于专用清洗篮筐（3分），并做好保护措施（3分），避免损坏或遗失（2分）；手术器械应与其他器械分开清点，避免混淆（2分）。 4）结构复杂、精密、贵重的器械应按科室要求做好标识（5分），避免处理不当导致丢失或损坏（2分）。 5）如发现器械数目不符或有损坏，或器械、器具和物品预处理不符合要求，应与临床科室沟通（5分）。 6）核查清点信息（4分）。	
	2.终末处理。 1）清洁（2分）、消毒（2分）分类台，整理回收统计单存档备查（2分）。 2）用物归位放置（2分），脱手套（2分），洗手（2分）。	

续表 5-3

项目	考核标准	得分
三、整体评价（15分）	1. 自身防护到位（5分），无职业暴露。	
	2. 清点回收用具清洁、消毒合格，物品定点放置（5分）。	
	3. 信息统计准确无误，沟通良好，科室满意（5分）。	
总分		
备注		

注意事项：

1.器械取放时注意轻拿轻放，锐利器械、精密器械与特殊器械注意保护，放置于专用清洗篮筐内，避免损坏或遗失。手术器械与其他器械分开，不得混淆；同一类器械置于同一清洗篮筐内，便于选择清洗程序，器械按材质分类放置。

2.结构复杂、精密、贵重的器械按科室管理要求做好标识（挂文字标识牌、颜色区分、胶带或指示牌等），清点时注意保护，避免处理不当导致丢失或损坏。

四、器械、器具和物品分类操作考核标准

器械、器具和物品分类操作考核标准见表5-4。

表5-4　器械、器具和物品分类操作考核标准

项目	考核标准	得分
一、操作准备（20分）	1. 评估环境：环境整洁（2分），宽敞（1分）、明亮（1分），符合规范要求（1分）。	
	2. 自身准备：按标准预防要求着防护服（1分）、戴圆帽（1分）、戴口罩（1分）、穿防护鞋（1分）、修剪指甲（1分）、戴双层手套（1分），必要时戴护目镜/面罩（1分）。	
	3. 用物准备：清点分类台（1分）、精密器械保护垫/套（1分）、盛装容器或清洗装载篮筐（1分）、医疗废物盛装容器（1分）、锐器盒（1分）、污染布类回收暂存容器（1分）、各种标识牌（1分）、清点记录工具（1分）。	

续表 5-4

项目	考核标准	得分
二、操作步骤（70分）	1. 分类物品。 1）检查用物：防护用品齐全（5分），清点分类用物及容器准备到位，性能良好（5分）。 2）将清点完的器械、器具和物品放置于专用清洗篮筐内（5分），所有器械关节完全打开（10分），可拆卸的器械拆卸至最小化（10分）。 3）同类器械分类放置（5分）。 4）穿刺针或精密器械注意保护，置于精密清洗篮筐内（5分）。 5）耐湿热与不耐湿热的物品分开放置（5分）。 6）核查信息，录入相关信息至追溯系统（5分），准确记录科室与物品名称、数量（5分）。	
	2. 终末处理。 1）对清点分类台面进行清洁（2分）、消毒（2分）处理。 2）物品定点放置（2分），脱手套（2分），洗手（2分）。	
三、整体评价（10分）	1. 自身防护到位，无职业暴露（3分）。	
	2. 清点回收用具清洁、消毒到位，物品定点放置（3分）。	
	3. 操作严谨，熟悉操作程序，有计划性（2分）。	
	4. 对操作相关理论知识掌握到位（2分）。	
总分		
备注		

注意事项：

1.器械取放时注意轻拿轻放，锐利器械、精密器械与特殊器械注意保护，放置于专用清洗篮筐内，避免损坏或遗失。手术器械与其他器械分开，不得混淆。同一类别的器械置于同一清洗篮筐内，便于选择清洗程序。器械按材质分类放置。

2.结构复杂、精密、贵重的器械按科室管理要求做好标识（挂文字标识牌、颜色区分、胶带或指示牌等），清洗时注意保护，防止遗失、损坏或处理不当。

五、耐湿、耐热器械、器具和物品手工清洗消毒操作考核标准

耐湿、耐热器械、器具和物品手工清洗消毒操作考核标准见表5-5。

表5-5　耐湿、耐热器械、器具和物品手工清洗消毒操作考核标准

项目	考核标准	得分
一、操作准备（20分）	1. 评估环境：环境整洁、宽敞、明亮（1分），符合去污区环境及器械清洗要求（1分）。	
	2. 自身准备：按标准预防要求穿防护服（1分）、戴圆帽（1分）、戴口罩（1分）、戴护目镜或面罩（1分）、穿防护鞋（1分）、修剪指甲（1分）、戴双层手套（1分）。	
	3. 用物准备：转运车（1分）、器械撑开架（U形架）（1分）、器械清洗篮筐（1分）、压力水枪（1分）、压力气枪（1分）、干燥设备（1分）、专用器械清洗刷（1分）等清洗工具、各种医用清洗剂（1分）、医用润滑剂（1分）、消毒剂（1分）、标识牌（1分）等。	
二、操作步骤（65分）	1. 检查用物：防护用品齐全，清洗消毒用物准备到位，性能良好（5分）。	
	2. 冲洗：流动水下冲洗器械表面的血迹和污迹（5分），有腔隙的器械或穿刺针用压力水枪冲洗（3分）。	
	3. 浸泡：按产品使用说明配置医用清洗剂（5分）。打开污染器械的关节及器械上的阀门（5分），完全浸没于清洗剂中（管腔器械从一端缓慢放入液体，使腔内充满清洗剂，穿刺针用注射器抽清洗剂注满针梗内腔）5～10分钟（2分）。	
	4. 洗涤：选用专用清洗毛刷，沿器械纹理一致的方向在液面下刷洗。齿位、关节位、卡锁位、有腔隙器械的内侧面为重点清洗处（5分）。有腔隙的器械先用压力水枪冲洗去除污渍，再用合适的清洗刷在液面下反复来回刷洗管腔内部（清洗时两头见刷），然后用压力水枪冲洗干净（5分）。穿刺针用棉签擦拭针栓内面，再用压力水枪反复冲洗针梗（5分）。	
	5. 漂洗：流动水下彻底冲洗，清除残留的污渍和清洗剂（5分）。	
	6. 终末漂洗：采用电导率≤15μS/cm（25℃）的纯化水进行漂洗，去除器械、器具和物品上残留的自来水及其他物质（5分）。	
	7. 消毒：首选湿热消毒（A0值应≥600），也可采用75%乙醇、酸性氧化电位水或其他消毒剂进行消毒。如使用化学消毒剂进行消毒处理，需按规定再次选择纯化水或蒸馏水进行终末漂洗（5分）。	

续表 5-5

项目	考核标准	得分
	8.终末处理:清洗完毕,对工作场所及清洗工具按要求进行清洁、消毒处理,清洗工具定点放置(5分)。离开去污区时工作人员脱外层手套,脱防护服/防水围裙,脱内层手套,脱护目镜/面罩和口罩,洗手,换鞋(5分)。	
三、整体评价(15分)	1.器械表面及其关节、齿牙处光洁,无血渍、污渍、水垢等残留物质和锈斑;功能完好,无损毁(5分)。	
	2.操作严谨,熟悉操作程序,有计划性(5分)。	
	3.对操作相关理论知识掌握到位(5分)	
总分		
备注		

注意事项:

1.复杂器械宜采用手工清洗。器械关节充分打开,可拆卸的部分拆卸到最小单位。

2.精密器械应遵循厂家提供的清洗说明或指导手册进行清洗。

3.清洗时水温宜为15~30℃;刷洗操作应在液面下进行,防止产生气溶胶。

4.清洗槽、清洗用具应每班清洁与消毒。

六、不耐湿、不耐热器械、器具和物品手工清洗消毒操作考核标准

不耐湿、不耐热器械、器具和物品手工清洗消毒操作考核标准见表5-6。

表5-6　不耐湿、不耐热器械、器具和物品手工清洗消毒操作考核标准

项目	考核标准	得分
一、操作准备(20分)	1.评估环境:环境整洁、宽敞、明亮(1分),符合去污区环境及器械清洗要求(1分)。	

续表 5-6

项目	考核标准	得分
	2.自身准备：按标准预防要求穿防护服（1分）、戴圆帽（1分）、戴口罩（1分）、戴护目镜或面罩（1分）、穿防护鞋（1分）、修剪指甲（1分）、戴双层手套（1分）。	
	3.用物准备：转运车（1分）、器械撑开架（U形架）（1分）、器械清洗篮筐（1分）、压力水枪（1分）、压力气枪（1分）、干燥设备（1分）、专用器械清洗刷（1分）等清洗工具、各种医用清洗剂（1分）、医用润滑剂（1分）、消毒剂（1分）、标识牌等（1分）。	
二、操作步骤（65分）	1.检查用物：防护用品齐全，清洗消毒用物准备到位，性能良好（5分）。	
	2.初步擦洗：用清洁湿软巾擦拭器械、器具和物品的各个面3遍（8分）。	
	3.医用清洗剂擦洗：用蘸有清洗剂的清洁软布擦拭器械、器具和物品的各个面3遍（8分）。	
	4.清水擦洗：用清洁湿软巾擦拭器械、器具和物品的各个面3遍（8分）。	
	5.终末擦洗：用蘸有蒸馏水或纯化水的清洁软布擦拭器械、器具和物品的各个面（8分），再用清洁的干软巾擦干（5分）。	
	6.消毒：脱外层手套，用灭菌纱布蘸75%乙醇或遵循厂家要求/指导手册进行擦拭消毒3遍（8分），并将消毒完毕的器械、器具和物品用专用托盘经传递窗递交给检查包装及灭菌区（5分）。	
	7.终末处理：清洗完毕，对工作场所及清洗工具按要求进行清洁（1分）、消毒（1分）处理，清洗工具定点放置（1分）。离开去污区时工作人员脱外层手套（1分），脱防护服/防水围裙（1分），脱内层手套（1分），脱护目镜/面罩（1分）和口罩、帽子（1分），洗手（1分），换鞋（1分）。	
三、整体评价（15分）	1.符合标准预防要求，操作规范；自身防护到位，无职业暴露（5分）。	
	2.器械表面及其关节、齿牙处光洁，无血渍、污渍、水垢等残留物质和锈斑；功能完好，无损毁（5分）。	
	3.对操作相关理论知识掌握到位（5分）。	
总分		
备注		

注意事项：

1.不耐湿热的精密、复杂器械采用手工擦拭清洗方法。器械关节充分打开，可拆卸的零部件拆卸到最小单位。

2.污染较重的器械需多次反复擦洗，结构复杂的器械应拆卸后擦洗。精密器械的清洗应遵循厂家提供的使用说明或指导手册。

3.通常情况下遵循先清洗后消毒的处理程序。

4.器械、器具和物品在消毒前应充分清洗干净，消毒后注意保护，避免污染。

5.清洗用具应每班清洁、消毒后干燥备用。

七、耐湿、耐热器械、器具和物品机械清洗消毒操作考核标准

耐湿、耐热器械、器具和物品机械清洗消毒操作考核标准见表5-7。

表5-7　耐湿、耐热器械、器具和物品机械清洗消毒操作考核标准

项目	考核标准	得分
一、操作准备（20分）	1.评估环境：环境整洁、宽敞、明亮（1分），符合去污区环境及器械清洗要求（1分）。	
	2.自身准备：按标准预防要求穿防护服（1分）、戴圆帽（1分）、戴口罩（1分）、戴护目镜或面罩（1分）、穿防护鞋（1分）、修剪指甲（1分）、戴双层手套（1分）。	
	3.用物准备：转运车（1分）、器械撑开架（U形架）（1分）、器械清洗篮筐（1分）、压力水枪（1分）、压力气枪（1分）、干燥设备（1分）、专用器械清洗刷（1分）等清洗工具、各种医用清洗剂（1分）、医用润滑剂（1分）、消毒剂（1分）、标识牌等（1分）。	
二、操作步骤（65分）	1.检查用物：防护用品齐全，清洗消毒用物准备到位，清洗消毒器性能良好（5分）。	
	2.正确评估器械、器具和物品的分类及污染程度（2分），选择适宜的清洗消毒器、器械装载方法和装载量（2分）。检查清洗消毒器是否处于完好的备用状态（2分）。严格按照厂家提供的设备说明书规范使用清洗消毒器，检查过滤网（1分）、喷淋臂是否洁净（1分）、通畅（1分），喷淋臂旋转是否灵活（1分）、水（1分）、电（1分）、蒸汽（1分）是否接通，医用清洗剂（1分）、润滑剂（1分）是否充足。	

项目	考核标准	得分
	3. 将污染较重的物品放入多酶清洗剂中浸泡 5 ~ 10 分钟后（2分），自来水冲洗（2分），必要时手工刷洗（1分）。	
	4. 装载：器械关节充分打开（2分），可拆卸部分拆至最小单位（2分）；容器开口朝下或倾斜摆放（2分）；精密器械和锐利器械使用保护装置并分开放置（2分）；根据物品的类型使用专用清洗篮筐、清洗架和配件（2分）。将清洗篮筐置于清洗篮筐里或清洗架上（2分），检查多层清洗架上的旋转臂是否能正常旋转（2分），不应受到器械、器具和物品的阻碍；内腔是否通畅（2分）；装载的量和装载的方式是否符合清洗消毒器规定的要求（2分）。	
	5. 遵循器械、器具和物品厂家的使用说明或指导手册，选择相匹配的程序与参数，将待清洗器械筐或架推至清洗消毒器装载的合适位置，选择正确的清洗程序（5分）。	
	6. 密切观察清洗消毒器运行状态（4分）：观察显示屏上的运行参数、运行受阻时报警提示，针对原因及时处理，或联络设备工程师进行处理。观察打印记录、消毒时间和温度。器械、物品清洗合格，关闭启动开关，关电源。	
	7. 终末处理：清洗完毕，确认各项参数指标是否符合设定程序指标（1分），并记录保存（1分）；确认舱内无杂物（1分），清洁（1分）、消毒（1分）工作场所及清洗工具，清洗工具定点放置（1分）。脱外层手套（1分），脱防护服/防水围裙（1分），脱内层手套（1分），脱护目镜/面罩（1分）、口罩和帽子（1分），洗手（1分），换鞋（1分），离开去污区。	
三、整体评价（15分）	1. 符合标准预防要求，操作规范；自身防护到位，无职业暴露（5分）。	
	2. 器械功能完好，无损毁；消毒质量规范符合要求（5分）。	
	3. 对清洗消毒机操作相关理论知识掌握到位（5分）。	
总分		
备注		

注意事项：

1. 消毒后直接使用的器械、器具和物品，湿热消毒温度应≥90℃，时间≥5分钟，或A0值≥3000；消毒后需灭菌的器械、器具和物品，湿热消毒温度应≥90℃，时间≥1分钟，或A0值≥600。

2.每日清洗结束时，应清理舱内杂物并对清洗舱、清洗用具进行清洁与消毒，定期做好清洗消毒器的保养。

八、超声波清洗消毒机操作考核标准

超声波清洗消毒机操作考核标准见表5-8。

表5-8 超声波清洗消毒机操作考核标准

项目	考核标准	得分
一、操作准备（20分）	1.评估环境：环境整洁、宽敞、明亮（1分），符合去污区环境及器械清洗要求（1分）。	
	2.自身准备：按标准预防要求穿防护服（1分）、戴圆帽（1分）、戴口罩（1分）、戴护目镜或面罩（1分）、穿防护鞋（1分）、修剪指甲（1分）、戴双层手套（1分）。	
	3.用物准备：转运车（1分）、器械撑开架（U形架）（1分）、器械清洗篮筐（1分）、压力水枪（1分）、压力气枪（1分）、干燥设备（1分）、专用器械清洗刷（1分）等清洗工具、各种医用清洗剂（1分）、医用润滑剂（1分）、消毒剂（1分）、标识牌等（1分）。	
二、操作步骤（65分）	1.检查用物：防护用品齐全，清洗消毒用物准备到位，超声波清洗消毒机性能良好（5分）。	
	2.严格按照厂家提供的说明书，打开电源（5分）。	
	3.在清洗槽内注入适量软水或纯化水（2分），水温＜45℃（2分）；按清洗剂说明书配置比例添加医用清洗剂（5分）。	
	4.将污染较重的物品放入多酶清洗剂中浸泡5～10分钟后（2分），自来水冲洗（2分），必要时手工刷洗（1分）。	
	5.将预洗好的器械放在专用篮筐中（2分），浸没在水面下（2分），管腔器械从一端缓慢放入液体（2分），使腔内注满水（2分）；遵循器械和设备厂家的说明书设置清洗时间及超声频率（5分）；盖上超声清洗消毒机机盖（2分），按下启动键（2分）。	
	6.程序运行结束，打开超声清洗消毒机机盖(2分)，将器械篮筐取出(2分)，按手工清洗流程进行漂洗或放入清洗消毒器内进行机械清洗（5分）。	
	7.按排水键（2分），待清洗舱内所有清洗剂排净后关闭排水开关（2分）。	

项目	考核标准	得分
	8.关闭超声清洗器电源（1分），对该清洗设备、过滤网进行清洁（1分）、消毒（1分）处理，篮筐定位放置（1分）。脱外层手套（1分），脱防护服/防水围裙（1分），脱内层手套（1分），脱护目镜/面罩（1分）、口罩和帽子（1分），洗手（1分），换鞋（1分），离开去污区。	
三、整体评价（15分）	1.符合标准预防要求，操作规范；自身防护到位，无职业暴露（5分）。	
	2.器械表面及关节、齿牙处应光洁，无血渍、污渍、水垢等残留物质和锈斑；功能完好，无损毁；消毒质量规范符合要求（5分）。	
	3.清洗频率选择正确，对清洗消毒机操作相关理论知识掌握到位（5分）。	
总分		
备注		

注意事项：

1.根据器械、器具和物品的不同材质和精密程度选择相匹配的超声频率；器械关节充分打开，结构复杂的器械、可拆卸的部件拆卸到最小单位后清洗。

2.超声清洗可作为手工清洗或机械清洗的预清洗手段。

3.清洗时应盖好超声清洗消毒机机盖，防止产生气溶胶。

4.超声清洗时间不宜超过10分钟，清洗剂使用后及时更换。

九、含氯制剂化学消毒操作考核标准

含氯制剂化学消毒操作考核标准见表5-9。

表5-9 含氯制剂化学消毒操作考核标准

项目	考核标准	得分
一、操作准备（20分）	1.评估环境：环境整洁、宽敞、明亮（1分），符合规范要求（1分）。	
	2.自身准备：按标准预防要求穿防护服（1分）、戴圆帽（1分）、戴口罩（1分）、戴护目镜或面罩（1分）、穿防护鞋（1分）、修剪指甲（1分）、戴双层清洁手套（1分）。	

续表 5-9

项目	考核标准	得分
	3.用物准备：转运车（1分）、清洗浸泡池/槽（1分）、压力水枪（1分）、压力气枪（1分）、干燥设备（1分）、软布（1分）等清洗工具、含氯消毒剂（1分）、量杯（1分）、消毒剂浓度测试卡（1分）、标识牌（1分），无菌手套（1分）等。	
二、操作步骤（65分）	1.根据消毒物品的材质、数量及消毒要求配制相应有效氯含量的消毒剂（10分）。	
	2.用有效率含量试纸对配制的消毒剂进行测试（5分），并记录测试浓度结果（5分）。	
	3.消毒剂有效率浓度合格，将待消毒的器械、物品完全浸没于装有含氯消毒剂溶液的容器中（5分），加盖（5分），记录消毒时间（5分）。对繁殖体污染物品的消毒，用500mg/L的含氯消毒剂浸泡≥10分钟（5分）；对经血液传播病原体、分枝杆菌、芽孢污染物品的消毒，用2000～5000mg/L的含氯消毒剂浸泡≥30分钟（5分）。	
	4.消毒完毕用蒸馏水或纯化水对物品进行充分冲洗或擦拭（5分），去除附着在物品上的消毒剂后，对物品进行干燥、检查、包装处理，做好记录（5分）。	
	5.对工作场所及用物进行清洁（1分）、消毒（1分）处理，用物定点放置（1分）。脱外层手套（1分），脱防护服/防水围裙（1分），脱内层手套（1分），脱护目镜（1分）/面罩和口罩（1分），洗手（1分），换鞋（1分），离开工作区。	
三、整体评价（15分）	1.符合标准预防要求，操作规范；自身防护到位，无职业暴露（5分）。	
	2.器械功能完好，无损毁；消毒质量规范符合要求（5分）。	
	3.器械、物品消毒剂冲洗彻底，无消毒剂残留，无污染，记录准确（5分）。	
总分		
备注		

注意事项：

1.消毒剂应现配现用，使用时限≤24小时。

2.含氯制剂应置于阴凉处避光、密闭保存。

3.浸泡法消毒完毕后，应及时去除器械、器具和物品上的消毒剂，彻底冲洗干净，干燥后使用。

十、酸性氧化电位水消毒操作考核标准

酸性氧化电位水消毒操作考核标准见表5-10。

表5-10 酸性氧化电位水消毒操作考核标准

项目	考核标准	得分
一、操作准备（20分）	1.评估环境：环境整洁、宽敞、明亮（1分），符合规范要求（1分）。	
	2.自身准备：按标准预防要求穿防护服（1分）、戴圆帽（1分）、戴口罩（1分）、戴护目镜或面罩（1分）、穿防护鞋（1分）、修剪指甲（1分）、戴双层清洁手套（1分）。	
	3.用物准备：转运车（1分）、清洗浸泡池/槽（1分）、压力水枪（1分）、压力气枪（1分）、干燥设备（1分）、软布（1分）等清洗工具、酸性氧化电位水机（1分）、小量杯（1分）、消毒剂浓度测试卡（1分）及pH试纸（1分），无菌手套（1分）等。	
二、操作步骤（65分）	1.打开酸性氧化电位水机（5分），检查机器性能（5分），对机器进行日常维护检测。	
	2.根据待消毒物品量生成酸性氧化电位水需要量（5分）。	
	3.用有效氯含量试纸及pH试纸对生成的酸性氧化电位水进行测试（5分），记录测试结果（5分）。测试不合格则查找原因，结果合格方能使用（5分）。	
	4.器械、物品消毒：去除水分，酸性氧化电位水流动冲洗或浸泡消毒2分钟（5分），纯化水/蒸馏水冲洗30秒（5分）。	
	5.物体表面消毒：采用酸性氧化电位水流动冲洗或浸泡消毒作用3~5分钟（5分），或者反复擦洗消毒5分钟（5分）。	
	6.器械、物品消毒后，按照规范流程进行干燥、检查、包装及灭菌处理（5分）。	
	7.对工作场所及用物进行清洁（1分）、消毒（1分）处理，用物定点放置（1分）。脱外层手套（1分），脱防护服/防水围裙（1分），脱内层手套（1分），脱护目镜/面罩（1分）和口罩、帽子（1分），洗手（1分），换鞋（1分），离开工作区。	

项目	考核标准	得分
三、整体评价（15分）	1.符合标准预防要求，操作规范；自身防护到位，无职业暴露（5分）。	
	2.酸性氧化电位水参数符合要求,消毒后的器械功能完好,无损毁、无腐蚀(5分)。	
	3.器械、物品无消毒剂残留，无污染，记录准确（5分）。	
总分		
备注		

注意事项：

1.应先彻底清除器械、器具和物品上的有机物，再进行消毒处理。

2.酸性氧化电位水对光敏感，有效氯浓度随时间延长而下降，宜现制备现用。

3.储存应选用避光、密闭、硬质聚氯乙烯材质制成的容器。室温下贮存不超过3天。

4.每次使用前，应在使用现场酸性氧化电位水出水口处，分别检测pH和有效氯浓度：有效氯含量为60mg/L±10mg/L；pH 2.0～3.0。

5.对铜、铝等非不锈钢的金属器械、器具和物品有一定的腐蚀作用，应慎用。

6.不得将酸性氧化电位水和其他药剂混合使用。

7.皮肤过敏人员操作时应戴手套。

8.酸性氧化电位水长时间排放可造成排水管路的腐蚀，故应每次排放后再排放少量碱性还原电位水或自来水。

十一、特殊感染物品清洗消毒操作考核标准

特殊感染物品清洗消毒操作考核标准见表5-11。

表5-11 特殊感染物品清洗消毒操作考核标准

项目	考核标准	得分
一、操作准备（20分）	1. 评估环境：环境整洁、宽敞、明亮（1分），符合规范要求。	
	2. 自身准备：按标准预防要求穿防护服（1分）、戴圆帽（1分）、戴口罩（1分）、戴护目镜或面罩（1分）、穿防护鞋（1分）、修剪指甲（1分）、戴双层清洁手套（1分）。	
	3. 用物准备：清洗消毒器（1分）、特殊感染器械浸泡桶/盆（1分）、器械撑开架（U形架）（1分）、器械清洗篮筐（1分）、转运车（1分）、压力水枪（1分）、压力气枪（1分）、干燥设备（1分）、专用器械清洗刷（1分）、软布（1分）等清洗工具、消毒剂（1分）、标识牌（1分）等。	
二、操作步骤（65分）	1. 被朊病毒污染的器械、器具和物品清洗消毒：先用特殊感染专用浸泡桶/盆，放入足够浸没器械的1%氢氧化钠溶液（5分），将待清洗的器械、器具和物品浸泡于溶液下60分钟（5分）；再按照耐湿、耐热器械、器具和物品的机械清洗消毒/手工清洗流程进行清洗（5分）、消毒（5分）、干燥（5分），检查包装后压力蒸汽灭菌处理，灭菌应选用134～138℃，18分钟，或132℃，30分钟，或121℃，60分钟。	
	2. 被气性坏疽污染的器械、器具和物品清洗消毒：应先消毒后清洗，再灭菌。先采用含氯或含溴消毒剂1000～2000mg/L浸泡30～45分钟后（5分），有明显污染物时采用含氯消毒剂5000～10000mg/L浸泡至少60分钟后（5分），再按照耐湿、耐热器械、器具和物品的机械清洗消毒/手工清洗流程进行清洗（5分）、消毒（5分）、干燥（5分），检查包装后压力蒸汽灭菌处理。	
	3. 被突发原因不明的传染病病原体污染的器械、器具和物品的清洗消毒处理应符合国家当时发布的规定要求（5分）。没有要求时，其消毒原则为：在传播途径不明时，按照多种传播途径，消毒的范围和物品按照病原体所属微生物类别中抵抗力最强的微生物来确定。	
	4. 终末处理：更换消毒剂等浸泡溶液（1分），对清洗消毒设备、设施进行清洁（1分）、消毒（1分）处理，并定点放置（1分）。脱外层手套（1分），脱防护服/防水围裙（1分），脱内层手套（1分），脱护目镜/面罩和口罩（1分），洗手（1分），换鞋（1分），离开去污区。	
三、整体评价（15分）	1. 符合标准预防要求，操作规范；自身防护到位，无职业暴露（5分）。	
	2. 器械功能完好，无损毁；消毒规范符合要求（5分）。	
	3. 监测符合规范要求，记录准确（5分）。	

续表 5-11

项目	考核标准	得分
总分		
备注		

注意事项：

1.特殊感染物品包括朊病毒、气性坏疽和突发原因不明传染病的病原体污染的物品。

2.医务人员做好职业防护，防护和隔离应遵循《医院隔离技术标准（WS/T 311—2023）》的要求，手卫生应遵循《医务人员手卫生规范（WS/T 313—2019）》的要求。

3.特殊感染物品应遵循先消毒后清洗的处理程序。

4.接触患者创口分泌物的纱布、纱垫等敷料、一次性医疗用品、切除的组织，按医疗废物处理，遵循《医疗废物处理条例》的要求处理。

5.处理特殊感染器械时应专人专区处置，清洗洁具等处置工具一用一消毒，机器清洗时尽量固定一台清洗消毒机清洗。

十二、医用干燥柜干燥操作考核标准

医用干燥柜干燥操作考核标准见表5-12。

表5-12　医用干燥柜干燥操作考核标准

项目	考核标准	得分
一、操作准备（20分）	1.评估环境：环境清洁整齐、宽敞、明亮、安全，温湿度适宜（3分）。无暴露的热源和火源（3分）。	
	2.自身准备：按标准预防要求穿防护服（1分）、戴圆帽（1分）、戴口罩（1分）、戴护目镜或面罩（1分）、穿防护鞋（1分）、修剪指甲（1分）、戴双层清洁手套（1分）。	

续表 5-12

项目	考核标准	得分
	3. 用物准备：根据干燥方式准备医用干燥柜及干燥架（框）（1分）、压力气枪（1分）、消毒后的低纤维絮布（1分）、清洁手套（1分）和防烫手套（1分）、推车（1分）及清洁篮筐（1分）。	
二、操作步骤（65分）	1. 用物检查：干燥柜电源处于备用状态（2分），柜门关闭严密（2分），干燥柜内清洁（2分），干燥架及干燥网篮清洁（2分）、牢固（2分），通风管道通畅（2分）。	
	2. 物品装载： 1）戴清洁手套从去污区打开干燥柜门，将待干燥物品单层放置于篮筐中，并留有一定空隙（5分）。 2）精密、锐利器械应加固卡或放置于专用密制网孔的不锈钢篮筐中（5分）。 3）呼吸机管道悬挂或接入柜内设置好的通风管路上，穿刺针和吸引器头应竖放或倾斜放置在专门的篮筐中（5分）。 4）碗、盘、杯等器皿应朝同一方向倾斜置于篮筐中，放置于干燥架上（5分）。 5）再次检查器械摆放是否正确，关闭柜门（5分）。	
	3. 根据物品材质选择相应干燥程序，特殊物品的干燥程序设置参照说明书（5分）。程序设置妥当后，按启动键启动（2分）。	
	4. 观察机器的运行情况，发现异常及时处理（3分）。	
	5. 清洁干燥柜（2分），检查柜门密封圈（2分），整理存放架（2分）。操作完毕，设备及物品归位（2分）。	
	6. 终末处理：物品干燥程序结束后，戴好防烫手套（4分），从检查包装及灭菌区打开干燥柜柜门取出物品（2分）。关好柜门（2分），关闭电源（2分）。	
三、整体评价（15分）	1. 干燥方法、温度和时间选择正确（5分）。	
	2. 干燥后的器械、器具和物品无水珠、无水渍。塑胶类物品及管路无变形，器械无损坏（5分）。	
	3. 器械、器具和物品无再次污染，操作人员无烫伤（5分）。	
总分		
备注		

注意事项：

1.干燥设备的使用应严格遵循厂家说明书操作。每日清洁干燥柜，定期检查柜门密封圈，保持其清洁、完好，及时清洁或更换空气过滤器，做好设备的维护和保养。

2.金属类干燥温度70～90℃，塑胶类干燥温度65～75℃。

3.待干燥物品根据其材质等分类或以单个器械为一个干燥单元进行装载。干燥柜内器械物品勿放置过挤，隔板上物品勿放置过重。柜内切勿放置易燃易爆物品，注意防烫。

十三、压力气枪干燥操作考核标准

压力气枪干燥操作考核标准见表5-13。

表5-13　压力气枪干燥操作考核标准

项目	考核标准	得分
一、操作准备（20分）	1.评估环境：环境清洁整齐（1分）、宽敞（1分）、明亮（1分）、安全（1分），温湿度适宜（1分）。无暴露的热源和火源（3分）。	
	2.自身准备：按标准预防要求穿防护服（1分）、戴圆帽（1分）、戴口罩（1分）、戴护目镜或面罩（1分）、穿防护鞋（1分）、修剪指甲（1分）、戴双层清洁手套（1分）。	
	3.用物准备：压力气枪（1分）、待干燥清洁物品（1分）、清洁手套（1分）、推车（1分）及清洁篮筐（1分）。	
二、操作步骤（65分）	1.用物检查：待干燥用物准备齐全（5分），性能良好（5分）。气源压力符合要求（5分）。	
	2.打开设备气源阀门（5分）；根据待干燥物品选择合适的喷头安装在气枪前端（5分），调节合适的压力（10分）。	
	3.选择合适的喷头（5分），吹风口对准管腔进行吹干（5分），直到器械物品完全干燥（5分）。使用消毒后低纤维絮布擦拭管腔口及管腔表面水迹（5分）。	
	4.终末处理：关闭气源（5分），整理气枪及用物（5分）。	

项目	考核标准	得分
三、整体评价（15分）	1.干燥后的器械、器具和物品无水珠、无水渍（5分）。塑料类物品及管路无变形，器械无损坏（5分）。	
	2.器械、器具和物品无再次污染（5分）。	
总分		
备注		

注意事项：

气枪的使用应严格遵循厂家说明书操作。每日清洁气枪喷头，做好维护与保养。

十四、低纤维絮布擦拭干燥操作考核标准

低纤维絮布擦拭干燥操作考核标准见表5-14。

表5-14 低纤维絮布擦拭干燥操作考核标准

项目	考核标准	得分
一、操作准备（20分）	1.评估环境：环境清洁整齐（1分）、宽敞（1分）、明亮（1分）、安全（1分），温湿度适宜（1分）。无暴露的热源和火源（3分）。	
	2.自身准备：按标准预防要求穿防护服（1分）、戴圆帽（1分）、戴口罩（1分）、戴护目镜或面罩（1分）、穿防护鞋（1分）、修剪指甲（1分）、戴双层清洁手套（1分）。	
	3.用物准备：多块消毒的低纤维絮布（1分）、95%乙醇（1分）、清洁手套（1分）、推车（1分）及清洁篮筐（1分）。	
二、操作步骤（65分）	1.用物检查：待干燥用物准备齐全（5分），性能良好（5分）。低纤维絮布已消毒（5分）。	
	2.取出消毒后的低纤维絮布，擦拭器械外表面（5分），器械关节及齿牙、锁扣（5分）等不易暴露的部位（5分），再次擦干器械外表面（5分）。	

续表 5-14

项目	考核标准	得分
	3.将适量95%乙醇灌入清洗干净后的穿刺针或管腔中充分摇匀（5分），用 Y 形架晾干（5分）。	
	4.终术处理：已用过的低纤维絮布--用（5分）—清洗（5分）—消毒（5分），整理台面及用物（5分）。	
三、整体评价（15分）	1.干燥后的器械、器具和物品无水珠、无水渍（5分）。塑料类物品及管路无变形，器械无损坏（5分）。	
	2.器械、器具和物品无再次污染（5分）。	
总分		
备注		

注意事项：

1.低纤维絮布使用前应消毒，且准备多块进行替换，避免同一块布反复使用导致器械污染。

2.用过的低纤维絮布每班统一清洗消毒处理。一次性絮布则一用一丢弃。

十五、95%乙醇干燥操作考核标准

95%乙醇干燥操作考核标准见表5-15。

表5-15　95%乙醇干燥操作考核标准

项目	考核标准	得分
一、操作准备（20分）	1.评估环境：环境清洁整齐（1分）、宽敞（1分）、明亮（1分）、安全（1分），温湿度适宜（1分）。无暴露的热源和火源（3分）。	
	2.自身准备：按标准预防要求穿防护服（1分）、戴圆帽（1分）、戴口罩（1分）、戴护目镜或面罩（1分）、穿防护鞋（1分）、修剪指甲（1分）、戴双层清洁手套（1分）。	
	3.用物准备：多块消毒的低纤维絮布（1分）、95%乙醇（1分）、清洁手套（1分）、推车（1分）及清洁篮筐（1分）。	

续表 5-15

项目	考核标准	得分
二、操作步骤（60分）	1.用物检查：待干燥用物准备齐全（5分），性能良好（5分）。	
	2.将适量95%乙醇灌入清洗干净后的穿刺针或管腔中充分摇匀（10分），用Y形架晾干（10分）。	
	3.终末处理：开封后的乙醇标明开瓶日期（10分），妥善存放（10分），整理台面及用物（10分）。	
三、整体评价（20分）	1.干燥后的器械、器具和物品无水珠、无水渍（5分）。塑料类物品及管路无变形（5分），器械无损坏（5分）。	
	2.器械、器具和物品无再次污染（5分）。	
总分		
备注		

注意事项：

1.处理穿刺针等锐利器械时操作人员应做好个人防护，避免职业暴露。

2.95%乙醇应按危化品管理要求妥善保存。

十六、器械、器具和物品检查与保养操作考核标准

器械、器具和物品检查与保养操作考核标准见表5-16。

表5-16　器械、器具和物品检查与保养操作考核标准

项目	考核标准	得分
一、操作准备（20分）	1.评估环境：环境宽敞明亮（1分）、清洁（1分），室温20～23℃（1分），相对湿度30%～60%（1分），机械通风换气次数≥10次/小时（1分）。操作前30分钟用消毒剂清洁消毒台面（1分）。	
	2.自身准备：操作人员规范着装（1分）、衣帽鞋穿戴整齐（1分）、剪指甲（1分）、洗手（1分）。必要时戴口罩（1分）、手消毒剂（1分）。	
	3.用物准备：器械检查台（1分）、带光源放大镜（1分）、白纱布（1分）、纱条（1分）、棉签（1分）、压力气枪（1分）、医用润滑剂（1分）、绝缘检测仪等（1分）。	

续表 5-16

项目	考核标准	得分
二、操作步骤（65分）	1.用物检查：评估器械、器具和物品的情况（1分），防护用品齐全（1分），性能良好（1分）。	
	2.检查清洁： 1）固定光源放大镜（1分），调节好臂杆长度、高度（1分），擦拭镜面（1分），打开电源开关（1分），根据不同要求采用目测或借助带光源放大镜进行镜下检查（1分）。 2）检查清洗消毒后的器械的表面（1分）、关节（1分）、齿牙（1分）是否光洁（1分），有无血渍（1分）、污渍（1分）、水垢（1分）等残留物质和锈斑（1分）。 3）不合格的器械应返回去污区重新处理（3分）。	
	3.检查性能： 1）检查有关节器械是否关节灵活（1分）、对合整齐（1分），尖端是否咬合紧密（1分）、外观有无变形损坏（1分），闭合时有无空隙（1分）、主柄对称与否（1分）、螺丝有无松动（1分）、关节松紧度是否合适（1分）。 2）检查锐利器械是否刀口锋利（1分）、完整（1分），有无断尖（1分）、缺口（1分）、卷口（1分）等现象。 3）检查缝针是否锐利（1分）、有无变形（1分），无钩（1分）、针眼完好（1分）。 4）检查穿刺针有无变形（1分）、弯曲（1分），确保管腔通畅（1分）、针尖锋利（1分）、带芯穿刺针套入针芯后针尖锋利（1分）、斜面平整无缝隙（1分），再将穿刺针芯与针套组装，针芯应能顺利通畅地穿过针套（1分）。 5）采用压力气枪、棉签、纱布、纱条（1分）辅助检查管腔器械内壁清洁度（1分）、通畅性（1分）。 6）对带电源器械进行绝缘性等安全检测（1分）。	
	4.检修、报废受损器械： 1）器械不能满足功能需要时应予以检修（1分）。 2）功能受损无法修复，腐蚀严重无法达标时按流程予以报废（1分）。	
	5.润滑和保养： 1）关节过紧的器械使用医用润滑剂喷洒关节面（1分），保证金属器械无锈渍（1分），关节灵活（1分）。 2）对锐利器械使用保护套进行适当保护（1分）。 3）部分特殊器械例如精密眼科器械禁止使用医用润滑剂，应遵循器械厂家使用说明要求（1分）。	

续表 5-16

项目	考核标准	得分
	6. 装配： 1）清点器械配件数目（1分），检查各器械部件是否齐全（1分）。 2）器械的装配与拆卸流程相反，正确装配已拆卸器械部件（1分）。根据包内器械清单进行配包（1分），备查。 3）特殊器械遵循厂家使用说明进行保养与装配（1分）。	
	7. 终末处理： 1）使用低纤维絮布清洁放大镜塑材部分（1分），镜面使用75%乙醇擦拭（1分），折叠好臂杆（1分），及时关闭放大镜及检查台电源开关（1分）。 2）辅助用物定点放置，处于备用状态（1分），用消毒剂擦拭工作台面（1分）。	
三、整体评价（15分）	1. 工作人员严格执行器械检查与保养工作流程，确保工作准确无误（5分）。	
	2. 检查方法正确、全面，装配到位，保养得当，数目正确，辅助检查工具使用得当（5分）。	
	3. 操作规范，未造成器械污染（5分）。	
总分		
备注		

注意事项：

1. 检查与保养应在检查包装及灭菌区进行。

2. 清洗质量不合格的器械、器具和物品应返回去污区重新进行清洗处理。

3. 特殊器械的检查与保养应遵循厂家说明书。

十七、闭合式包装操作考核标准

闭合式包装操作考核标准见表5-17。

表5-17　闭合式包装操作考核标准

项目	考核标准	得分
一、操作准备（20分）	1. 评估环境：环境宽敞明亮（1分）、清洁（1分），室温20～23℃（1分），相对湿度30%～60%（1分），机械通风换气次数≥10次/小时（1分）。操作前30分钟用消毒剂清洁消毒台面（1分）。	

续表 5-17

项目	考核标准	得分
	2.自身准备：操作人员规范着装（1分）、衣帽鞋穿戴整齐（1分）、剪指甲（1分）、洗手（1分）。必要时戴口罩（1分）、手套（1分）。	
	3.用物准备：包装材料（1分）、包内包外化学指示物（1分）、医用封包胶带（1分）、器械保护用具（1分）、医用吸水纸（1分）、物品配置清单（1分）、器械篮筐（1分）、包装标识（1分）。	
二、操作步骤（65分）	1.用物检查： 1）包装所需用物齐全，性能良好（2分）。 2）选择合适的、质量符合要求的包装材料（2分）。	
	2.装配、核查： 1）根据器械装配的技术规程或图示，组装好器械（3分）。精密、锐利器械等应采取保护措施（3分）。 2）根据物品配置清单的要求，配包人员和包装人员双人共同核对包装物品的名称（2分）、规格（2分）、数量（2分）、质量（2分）和性能（2分）。 3）按照先用后放的顺序平整有序地将器械摆放在篮筐或有孔的盘中，重物放下层（5分）。包内化学指示物放置在包的中央（3分），正面朝上避免与器械紧贴（2分）。	
	3.包装： 1）再次检查包装材料的完好性，将器械放置在包装材料的合适位置，使用两层包装材料，按信封或平行包装方法分两次包装，松紧适度（10分）。 2）使用专用胶带封包，胶带长度应与灭菌包体积、重量相适宜，松紧适度，封包应严密，保持闭合完好（10分）。	
	4.标识：包外应有相应化学指示物。包装的标识应注明物品名称（1分）、包装（1分）及核对者姓名（1分）、灭菌器编号（1分）、灭菌批次（1分）、灭菌日期（1分）和失效日期（1分）等相关信息，标识具有可追溯性（3分）。	
	5.终末处理：包装结束后整理好包装用物，做好包装台面的清洁，操作人员规范洗手（5分）。	
三、整体评价（15分）	1.包装材料符合要求，包装松紧适度（5分）。	
	2.双人严格查对包装物品的名称、数量，质量符合要求，摆放合理（5分）。	
	3.操作熟练，包装的物品符合各项要求，包装闭合完好（5分）。	
总分		

续表 5-17

项目	考核标准	得分
备注		

注意事项:

1.灭菌物品包装的标识内容清晰、完整正确,具有可追溯性。

2.剪刀和血管钳等关节类器械不应完全锁扣;有盖的器皿开盖,摞放的器皿间用医用吸水纸隔开;包内容器开口朝向一致;管腔类物品盘绕放置,保持管腔通畅;精密器械、锐利器械可使用专用纸夹、套管、器械袋、固定架等进行保护。

3.压力蒸汽灭菌包重量要求:器械包重量不宜超过7kg,敷料包重量不宜超过5kg。压力蒸汽灭菌包体积要求:使用下排气压力蒸汽灭菌器时,待灭菌包体积不宜超过30cm × 30cm × 25cm;使用预真空压力蒸汽灭菌器时,待灭菌包体积不宜超过30cm × 30cm × 50cm。

十八、密封式包装操作考核标准

密封式包装操作考核标准见表5-18。

表5-18　密封式包装操作考核标准

项目	考核标准	得分
一、操作准备（20分）	1.评估环境:环境宽敞明亮（1分）、清洁（1分）,室温20 ~ 23℃（1分）,相对湿度30% ~ 60%（1分）,机械通风换气次数≥10 次 / 小时（1分）。操作前30 分钟用消毒剂清洁消毒台面（3分）。	
	2.自身准备:操作人员规范着装（1分）、衣帽鞋穿戴整齐（1分）、剪指甲（1分）、洗手（2分）。必要时戴口罩（1分）、手套（1分）。	
	3.用物准备:包装材料（1分）、包内包外化学指示物（1分）、医用热封机（1分）、器械保护用具（1分）、包装标识（1分）。	

续表 5-18

项目	考核标准	得分
二、操作步骤（65分）	1. 设置医用热封机： 1）打开医用热封机电源开关（2分）。 2）按包装材料的要求设置医用封口机封口参数（2分），有打印功能的医用热封机设置相应的打印信息（2分）。 3）每日使用前按厂家提供的说明书进行热封参数的准确性和闭合完好性检查（5分）。	
	2. 装配与检查： 1）根据灭菌方式和灭菌物品要求，准备尺寸相匹配的纸塑袋或特卫强包装袋（2分），并对光检查其完好性（3分）。 2）将拆卸的器械进行组装（2分），锐利器械、精密器械进行保护（2分）。 3）再次检查包装物品的名称、规格、数量、质量和性能（2分）。	
	3. 装袋： 1）将待包装物品放入包装袋内（2分）。器械指环一端朝包装开启方向（2分），剪刀和血管钳等关节类器械不完全锁扣（2分）。 2）放置化学指示物（2分），包内化学指示物正面朝向塑面（2分）。包外应有相应的化学指示标识（2分）。	
	4. 当医用热封机显示温度达到设置温度时（2分），将纸塑包装袋开口端放入封口处（2分），塑面朝上（2分），纸面朝下（2分），进行连续性的滚压（2分），完成封口后从另一端取出（2分）；检查封口处的完好性及包装材料的完好性（5分）。	
	5. 在封口以外位置注明包装标识，或使用其他标识粘贴在纸塑包装的塑面（2分）。标识内容齐全（2分），应具有可追溯性（2分）。	
	6. 包装结束后，整理好包装用物（2分），做好包装台面的清洁（2分）。关闭医用封口机电源（2分），操作人员规范洗手（2分）。	
三、整体评价（15分）	1. 医用封口机各项参数调节正确，操作熟练（5分）。	
	2. 包装无破损，密封完好，无通道和裂开，没有分层和材料分离（5分）。	
	3. 灭菌物品包装的标识内容清晰、完整正确，具有可追溯性（5分）。	
总分		
备注		

注意事项：

1.封口应选用医用热封机。应遵循医用热封机厂家说明书，设置相关参数包括封口速度、密封强度和温度等参数，定期做好维护保养与检测。每日使用前检查参数的准确性和闭合完好性。

2.纸塑袋、纸袋等其密封宽度应≥6mm，包内器械距包装袋封口处应≥2.5cm。

3.灭菌物品包装的标识内容清晰、完整正确，具有可追溯性。

十九、包装材料的选择与质量检查操作考核标准

包装材料的选择与质量检查操作考核标准见表5-19。

表5-19　包装材料的选择与质量检查操作考核标准

项目	考核标准	得分
一、操作准备（20分）	1.评估环境：环境宽敞明亮（1分）、清洁（1分），室温20～23℃（1分），相对湿度30%～60%（1分），机械通风换气次数≥10次/小时（1分）。操作前30分钟用消毒剂清洁消毒台面（2分）。	
	2.自身准备：操作人员规范着装（1分）、衣帽鞋穿戴整齐（1分）、剪指甲（1分）、洗手（2分）。必要时戴口罩（1分）、手套（1分）。	
	3.用物准备：纺织品包装材料（1分），一次性包装材料（2分）如纸塑包装袋、皱纹纸、无纺布、医用纸袋，带光源敷料检查台（2分），硬质容器等（1分）。	
二、操作步骤（65分）	1.用物检查：所需用物齐全，敷料检查台功能良好（2分）。	
	2.选择包装材料： 1）包装前根据被包装物品材质、灭菌方式及临床对无菌物品有效期等要求，选择合适的包装材料（2分）。 2）根据被包装物品体积及重量选择包装材料的规格大小（2分）。	
	3.纺织品包装材料的检查： 1）对光检查普通棉布、纺织布包装材料无破损（2分），无肉眼可见的异物（2分），无穿孔（2分），无破裂（2分），无污渍（2分），无潮湿（2分）。 2）普通棉布、纺织布包装材料可重复使用者，应一用一清洗（3分）。	

续表 5-19

项目	考核标准	得分
	4.一次性包装材料的检查： 1）检查一次性包装材料如纸塑包装袋、皱纹纸、无纺布、医用纸袋的有效批件及有效期（2分）。 2）检查一次性包装材料的尺寸、重量与产品标示一致（2分）。 3）检查包装材料上有无肉眼可见的异物（2分）、穿孔（2分）、破裂（2分）、潮湿（2分）和水印（2分）。纸袋、纸塑包装袋密封性完好（2分）。无纺布揉搓后无起毛脱屑（2分）。	
	5.检查硬质容器： 1）检查硬质容器的清洁度（2分）。 2）检查硬质容器的完整性：盒盖、底座的边缘无变形（2分），对合紧密（2分）；盒盖垫圈平整、无脱离（2分）。 3）若通气系统使用滤纸和固定架，应检查固定架的稳定性（2分）；若通气系统使用阀门，应遵循厂家说明书检查阀门（2分），包括通气阀、疏水阀。 4）检查闭锁装置是否完好（2分）。 5）一次性滤纸应每次更换（2分），可重复使用的滤纸应检查有无破损（2分），保持清洁（2分）。	
	6.终末处理：检查结束后整理好用物（2分），做好检查台面的清洁（2分），操作人员洗手（2分）。	
三、整体评价（15分）	1.包装材料符合《最终灭菌医疗器械包装（GB/T 19633）》的要求（5分）。	
	2.检查方法正确，辅助工具使用到位，质量检查全面（10分）。	
总分		
备注		

注意事项：

1.包装材料符合《最终灭菌医疗器械的包装（GB/T 19633—2005）》的要求。普通棉布、纺织布初次使用前高温洗涤，脱脂、去浆、去色，严格做到一用一洗一更换。

2.包装前根据被包装物品材质、灭菌方式及临床对无菌物品有效期的要求，选择合适的包装材料。

二十、压力蒸汽灭菌操作考核标准

压力蒸汽灭菌操作考核标准见表5-20。

表5-20　压力蒸汽灭菌操作考核标准

项目	考核标准	得分
一、操作准备（20分）	1.评估环境：环境宽敞明亮（1分）、清洁（1分），室温20～23℃（1分），相对湿度30%～60%（1分），机械通风换气次数≥10次/小时（1分）。	
	2.自身准备：操作人员规范着装（1分）、衣帽鞋穿戴整齐（1分）、剪指甲（1分）、洗手（1分）。必要时戴口罩，手套。	
	3.用物准备：压力蒸汽灭菌器(1分)、打印装置(1分)、灭菌车或架(1分)、灭菌篮筐（1分）、防烫手套（1分）、B-D测试包（1分）、批量监测包（1分）、包外化学指示物（1分）、蒸汽（1分）、水（1分）、压缩空气（1分），必要时备生物监测包。	
二、操作步骤（65分）	1.灭菌前准备： 1）每日设备运行前进行安全检查：灭菌器压力表处在"0"位置（1分），记录打印装载处于备用状态（1分），灭菌柜门密封圈平整、无损坏（1分），柜门安全锁扣灵活（1分）、安全（1分）、有效（1分），灭菌柜内冷凝水排出通畅（1分），柜内壁清洁（1分）。检查电源（1分）、水源（1分）、蒸汽（1分）、压缩空气（1分）等运行条件符合设备要求。 2）遵循说明书对灭菌器进行预热程序（2分）。	
	2.B-D测试：大型预真空压力蒸汽灭菌器每日开始灭菌运行前空载进行B-D测试（3分）。	
	3.装载： 1）装载前消毒灭菌员逐个检查待灭菌包的完整性（2分）及标识（2分），书写灭菌锅次号，如有信息系统，扫条形码录入灭菌包信息（2分）。 2）应使用专用灭菌架或篮筐装载待灭菌物品（2分），灭菌包之间应留间隙（2分）。 3）同材质的器械、器具和物品置于同一批次进行灭菌（2分），材质不同时，纺织类物品应竖放于上层（2分）、金属器械类放置于下层（2分）。 4）手术器械包、硬质容器应平放（2分），盆、盘、碗类物品应斜放（2分），玻璃瓶等底部无孔的器皿物品应倒立或侧放（2分），纸袋、纸塑包装物品应侧放（2分），批量监测包放于蒸汽最难到达的部位（2分）（下排气孔的上方）。	

续表 5-20

项目	考核标准	得分
	4.灭菌： 1）根据不同灭菌物品种类选择并启动相应的灭菌程序（2分）。 2）严密观察并记录灭菌时的温度、压力和时间等灭菌参数及设备运行状况，如有异常及时处理（2分）。	
	5.卸载： 1）确认灭菌程序结束，灭菌器排汽压力表在"0"位置（1分），打开舱门少许进行冷却（2分）。 2）待灭菌器内腔温度下降后戴防烫手套将灭菌架拖出（1分），两人共同确认灭菌有效性（2分），查看物理（2分）、化学监测结果合格（2分），待灭菌物品温度降至室温或冷却时间大于30分钟以上方可卸载（2分）。 3）取出灭菌物品，检查灭菌包的完整性（2分）、干燥情况（2分）及化学指示物变色情况（2分）。	
三、整体评价（15分）	1.个人防护符合要求，无烫伤（5分）。	
	2.操作规范（2分），装载、卸载符合要求（2分），灭菌程序选择正确（2分），灭菌参数设置正确（2分），灭菌物品合格（2分）。	
总分		
备注		

注意事项：

1.消毒灭菌员必须持证上岗，所有操作应按照压力蒸汽灭菌器厂家的操作使用说明或指导手册进行。

2.压力蒸汽灭菌包重量要求：器械包重量不宜超过7kg，敷料包重量不宜超过5kg。

3.压力蒸汽灭菌包体积要求：使用下排气压力蒸汽灭菌器时，待灭菌包体积不宜超过30cm×30cm×25cm；使用预真空压力蒸汽灭菌器时，待灭菌包体积不宜超过30cm×30cm×50cm。

4.灭菌参数：下排气式灭菌器灭菌压力102.8～122.9kPa、温度121℃，最短灭菌时间敷料为30分钟、器械为20分钟；预真空型灭菌器灭菌器械、敷料温度132℃时，灭菌压力为184.4～210.7kPa，灭菌温度134℃时，灭菌压力201.7～229.3kPa，最短灭菌时间4分钟。

二十一、环氧乙烷灭菌操作考核标准

环氧乙烷灭菌操作考核标准见表5-21。

表5-21　环氧乙烷灭菌操作考核标准

项目	考核标准	得分
一、操作准备（20分）	1.评估环境：灭菌间应单独设置（1分），环境宽敞明亮（1分）、清洁（1分），室温20～23℃（1分），相对湿度30%～60%（1分），有独立的排风系统（1分），宜配置有害气体浓度超标报警器（1分）。	
	2.自身准备：衣帽鞋穿戴整齐（1分）、剪指甲（1分）、洗手（2分）。	
	3.用物准备：环氧乙烷灭菌器（1分）、灭菌车或架（1分）、灭菌篮筐（1分）、橡胶手套（1分）、环氧乙烷生物批量监测包（1分）、环氧乙烷气瓶（1分）、蒸馏水（1分）、压缩空气（1分）、职业暴露处置箱（1分）。	
二、操作步骤（65分）	1.灭菌前准备： 1）打开通风系统（2分）。 2）打开压缩空气阀（2分），接通压缩空气，压缩空气过滤器排污（2分）。 3）检查灭菌器内外洁净（2分），纯化水箱水位能保证灭菌用水（2分），打印装置处于备用状态（2分）。 4）打开环氧乙烷灭菌器电源（2分），正确安装环氧乙烷气瓶（2分）。 5）装载前消毒灭菌员逐个检查待灭菌包的包装完整性及标识（2分），如有信息系统，扫条形码录入待灭菌包信息（2分）。	
	2.装载： 1）按物品装载量不应超过柜内体积80%（2分）。 2）待灭菌物品应放于金属网篮内或金属网架上（2分），物品周围留有间隙（2分），纸塑包装应侧放（2分），纸塑袋的纸面对着相邻的塑面（4分）。监测包放于最难灭菌部位（2分），并关好灭菌器门（2分）。	
	3.灭菌： 1）选择灭菌温度及相应的通风时间（2分），启动灭菌程序（2分）。 2）灭菌过程中观察灭菌器运行情况（3分），出现异常按照厂家说明书进行处理。	

项目	考核标准	得分
	4. 卸载: 1)确认灭菌程序结束,打开舱门(2分),取出监测包进行生物培养(2分)。 2)两人共同确认灭菌的有效性(2分),查看物理监测(2分)、化学监测(2分)、生物监测(2分)结果合格,再卸载灭菌物品(2分)。 3)关环氧乙烷灭菌器电源(2分),关压缩空气阀(2分)。 4)戴手套取出无菌物品(2分),通过传递窗传至无菌物品存放区保存或发放(2分)。	
三、整体评价 (15分)	1.设备各种运行参数正确(5分),各类监测结果合格、记录正确、灭菌物品合格(5分)。	
	2.防护措施到位,无环氧乙烷泄漏(5分)。	
总分		
备注		

注意事项:

1.严格遵循环氧乙烷灭菌器厂家说明书进行操作。

2.根据灭菌物品种类、包装、装载量与方式,选择合适的温度、浓度和时间等灭菌参数。

3.消毒灭菌员应经过专业知识和紧急事故处理的培训。一旦发生泄漏,立即启用职业暴露处置预案。

4.环氧乙烷灭菌器及气瓶或气罐应远离火源和静电,室温低于40℃,气罐不应存放在冰箱中。

5.小型环氧乙烷灭菌参数:环氧乙烷作用浓度450～1200mg/L,灭菌温度37～63℃,相对湿度40%～80%,灭菌时间1～6小时。

二十二、过氧化氢低温等离子灭菌操作考核标准

过氧化氢低温等离子灭菌操作考核标准见表5-22。

表5-22　过氧化氢低温等离子灭菌操作考核标准

项目	考核标准	得分
一、操作准备（15分）	1. 评估环境：环境宽敞明亮（1分）、清洁（1分），通风良好（1分），室温20～23℃（1分），相对湿度30%～60%（1分），配置有害气体浓度超标报警器（1分）。	
	2. 自身准备：衣帽鞋穿戴整齐（1分）、剪指甲（1分）、洗手（1分）。	
	3. 用物准备：过氧化氢低温等离子灭菌器（1分）、过氧化氢卡匣（1分）、过氧化氢批量监测用物（1分）、打印纸（1分）、手套（1分）、职业暴露处置箱（1分）等。	
二、操作步骤（70分）	1. 灭菌前准备： 1）检查内置打印机功能完好（2分），如打印纸不够需及时添加。 2）检查灭菌剂足够，及时添加过氧化氢卡匣（2分），添加前认真确认过氧化氢卡匣完好性（2分）及有效期（2分），查看过氧化氢泄漏指示条显示无泄漏（2分）。 3）待灭菌物品必须清洁并充分干燥（2分），包装方法正确（2分），包装完整（2分），包装材料符合要求（2分），灭菌标识齐全（2分）。 4）检查灭菌舱门是否开关正常（2分）。 5）装载前消毒灭菌员逐个检查待灭菌包的包装完整性及标识（2分），扫条形码录入待灭菌包信息（2分）。	
	2. 装载： 1）按要求正确装载（2分），灭菌盒平置于灭菌架上（2分），灭菌包之间应留间隙（2分），不叠加（2分）。 2）装载时不触碰门及内舱壁（2分），物品和电极网应预留空隙（2分）。 3）不同材质的器械、器具和物品应混放灭菌（2分）。特卫强包装袋物品应同一方向放置（2分）。 4）小件物品应避免放在靠近门边的位置（2分），以防掉落。 5）按照厂家说明书要求，化学批量监测包或生物监测包放置于远离过氧化氢注入口，通常放置于灭菌舱下层器械搁架的右后方或左后方，随物品一起灭菌（2分）。	
	3. 灭菌： 1）装载后关门（2分），根据不同灭菌物品种类、管腔直径、管腔长度选择并启动相应的灭菌循环（5分）。 2）灭菌过程中观察灭菌器运行情况（3分），出现异常按照厂家说明书进行处理。	

续表 5-22

项目	考核标准	得分
	4.卸载： 1）灭菌程序结束，打开舱门（2分）。 2）两人共同确认灭菌的有效性（2分）、查看物理（2分）、化学监测（2分）合格，并保留监测记录（2分）。 3）戴手套取出无菌物品（2分），通过传递窗传至无菌物品存放区保存或发放（2分）。	
三、整体评价（15分）	1.设备各种运行参数正确（5分），各类监测结果合格、记录正确、灭菌物品合格（5分）。	
	2.防护措施到位，无过氧化氢泄漏（5分）。	
总分		
备注		

注意事项：

1.严格遵循过氧化氢低温等离子灭菌器厂家说明书进行操作。

2.灭菌物品的包装材料应符合《最终灭菌医疗器械包装材料第2部分：灭菌包裹材料 要求和试验方法（YY/T 0698.2—2022）》和《最终灭菌医疗器械包装材料第5部分：透气材料与塑料膜组成的可密封组合袋和卷材 要求和试验方法（YY/T 0698.5—2023）》的要求。

3.过氧化氢低温等离子灭菌无小容量限制，最大装载量以60%～70%为宜，不能超过80%。

4.过氧化氢低温等离子灭菌参数：过氧化氢作用浓度>6mg/L，灭菌温度45～65℃，灭菌周期28～75分钟。

二十三、无菌物品储存操作考核标准

无菌物品储存操作考核标准见表5-23。

表5-23　无菌物品储存操作考核标准

项目	考核标准	得分
一、操作准备（14分）	1.评估环境：环境宽敞明亮（1分）、清洁（1分），室温低于24℃（1分），相对湿度低于70%（1分），机械通风换气次数4～10次/小时（1分）。	
	2.自身准备：着装整洁规范（1分）、衣帽鞋穿戴整齐（1分）、剪指甲（1分）、洗手（2分）。	
	3.用物准备：备无菌物品储存架（柜）（2分）、无菌物品存放篮筐等（2分）。	
二、操作步骤（71分）	1.储存前准备： 1）清洁无菌物品储存架（柜）和篮筐（5分）。 2）接触无菌物品前保持手清洁、干燥（5分）。 3）检查储存架（架）、无菌物品存放篮筐内现有的灭菌物品，及时取出近失效期的物品（5分）。	
	2.储存： 1）灭菌物品完全冷却后（5分）由工作人员进行清点（2分）、核对（2分）、检查（2分），确认灭菌效果（5分），符合要求后按灭菌日期先后顺序放置（5分）。 2）做好入库记录（5分），如有信息系统需扫描入库。 3）消毒后直接使用的物品应干燥、包装后专架存放（5分）。 4）灭菌物品应固定位置放置（5分），设置标识（5分）。	
	3.储存结束： 1）清点备用物品基数（5分），若不足及时补充（5分）。 2）整理用物（5分）。	
三、整体评价（15分）	1.无菌物品存放条件符合要求（5分）。	
	2.物品定点放置，标识清晰，无过期物品（5分）。	
	3.按灭菌日期先后顺序存放（5分）。	
总分		
备注		

注意事项：

1.无菌物品存放柜或架距地面高度≥20cm，离墙≥5cm，离天花板≥50cm。

2.无菌物品存放区温度、湿度达到规定时，普通棉布包装无菌物品有效期宜为14日，未达到环境标准时有效期宜为7日。医用皱纹纸、纸塑袋、无纺布、硬质容器包装无菌物品有效期宜为180日。医用一次性纸袋包装无菌物品有效期为30日。

二十四、无菌物品发放操作考核标准

无菌物品发放操作考核标准见表5-24。

表5-24 无菌物品发放操作考核标准

项目	考核标准	得分
一、操作准备（14分）	1. 评估环境：环境宽敞明亮（1分）、清洁（1分），室温低于24℃（1分），相对湿度低于70%（1分），机械通风换气次数4～10次/小时（1分）。	
	2. 自身准备：着装整洁规范（1分）、衣帽鞋穿戴整齐（1分）、剪指甲（1分）、洗手（2分）。	
	3. 用物准备：备发放清单（1分）、无菌物品盛装容器（1分）、下送车（1分）、快速手消毒剂（1分）。	
二、操作步骤（66分）	1. 发放前准备： 1）检查发放用物齐全（5分）。 2）检查发放单和无菌物品盛装容器所示科室或部门的名称一致（5分）。	
	2. 发放： 1）对照临床科室物品申领单取出无菌物品（5分），核对无菌包名称（2分）、包装完整性（2分）、灭菌有效期（2分），确认数量（2分）。 2）与下送人员再次核对无菌物品名称（2分）、规格（2分）、数量（2分），确认科室（2分），按灭菌日期先后顺序发放（5分），信息系统扫描出库（5分）。 3）应记录无菌物品发放日期（2分）、名称（2分）、数量（2分）、物品领用科室（2分）、灭菌日期等（2分）。	
	3. 终末处理：整理用物（5分），定点放置（10分）。	
三、整体评价（20分）	1. 发放的无菌物品质量合格（10分）。	
	2. 发放正确（5分），数物相符（5分）。	

续表 5-24

项目	考核标准	得分
总分		
备注		

注意事项：

1.无菌物品一旦发出，无论使用与否不得退回无菌物品存放区，应返回去污区重新处置。

2.工作人员接触无菌物品前应进行手卫生，必要时戴口罩，防止污染无菌物品。

3.发放时确认无菌物品的有效性和包装完整性。植入物应在生物监测合格后方可发放，紧急情况下，可用含第五类化学指示物的生物PCD进行监测，化学指示物合格可提前放行，生物监测的结果应及时通报使用部门。

4.运送无菌物品器具使用后应清洁处理，干燥存放。

二十五、一次性无菌物品储存与发放操作考核标准

一次性无菌物品储存与发放操作考核标准见表5-25。

表5-25 一次性无菌物品储存与发放操作考核标准

项目	考核标准	得分
一、操作准备（15分）	1. 评估环境：储存室宽敞明亮（1分）、清洁（1分），室温低于24℃（1分），相对湿度低于70%（1分），机械通风换气次数4～10次/小时（1分）。	
	2. 申领：根据库存量及时向医院物资库房申领各种一次性无菌物品（1分）。	
	3. 查收： 1）消毒供应中心工作人员根据申领单仔细检查所申领一次性无菌物品的名称（1分）、规格（1分）、数量（1分）、灭菌标识（1分）、灭菌日期（1分）、失效期（1分）及外包装的完好性（1分）等，如无信息系统需对以上内容进行手工记录。 2）查验每批次一次性无菌物品的产品合格证并存档（2分）。	

续表 5-25

项目	考核标准	得分
二、操作步骤（76分）	1. 入库： 1）未拆除外包装的一次性无菌物品应专库存放（2分），专人保管（2分），按要求存于阴凉干燥、通风良好的物品架上（2分）。 2）不得将包装破损（2分）、失效（2分）、霉变（2分）及质量可疑的产品（2分）入库。	
	2. 拆包储存： 1）一次性无菌物品在拆除外包装前需核对名称（2分）、规格（2分）、数量（2分）、灭菌标识（2分）、灭菌日期（2分）、失效期（2分）及外包装的完整性（2分）等，拆除外包装后才能进入无菌物品存放区（2分），按灭菌日期先后顺序存放于专用存放柜内或架上（2分）。 2）一次性无菌物品与灭菌包分区放置（2分）、分类放置（2分），标识清晰（2分）。	
	3. 发放： 1）发放时再次检查名称（2分）、规格（2分）、数量（2分）、灭菌日期（2分）和失效期（2分），严禁将包装破损（2分）、过期（2分）等物品发放于临床使用。 2）发放应具有可追溯性，如无信息系统，应手工记录一次性无菌物品出库日期（2分）、名称（2分）、规格（2分）、数量（2分）、厂家（2分）、生产批号（2分）、灭菌日期（2分）、失效期（2分）及发放科室（2分）等。	
	4. 检查盘点： 1）定期对科室库房及无菌物品存放区的一次性无菌物品进行质量检查（2分），对于不合格物品及时向相关部门汇报并记录（2分）。 2）定期盘点库存的一次性无菌物品，做到账物相符并做好记录，如库存数量不足需及时申领（2分）。	
三、整体评价（9分）	1. 一次性无菌物品入库、出库正确，账物相符（3分）。	
	2. 储存的一次性无菌物品质量符合要求，无包装破损（2分）、灭菌器失效（2分）、霉变（2分）等质量问题。	
总分		
备注		

注意事项：

1.一次性无菌物品由医院采购中心统一采购，使用科室不得擅自购买或更换。

2.一次性无菌物品不得重复使用。

二十六、外来医疗器械处理操作考核标准

外来医疗器械处理操作考核标准见表5-26。

表5-26　外来医疗器械处理操作考核标准

项目	考核标准	得分
一、操作准备（10分）	1. 评估环境：工作区域环境整洁（1分）、宽敞（1分）、明亮（1分），温湿度、机械通风的换气次数、照明符合《医院消毒供应中心 第1部分：管理规范（WS 310.1—2016）》（2分）。 2. 自身准备：操作人员着装整洁规范，符合标准预防的原则（1分）。 3. 用物准备：清洗消毒与灭菌设备处于完好备用状态（1分），各种辅助设备设施准备齐全（1分）。有关清洗消毒、灭菌操作过程中使用的耗材符合国家相关要求，准备齐全，并与所处理的物品、器械及器具材质相适应（2分）。	
二、操作步骤（75分）	1. 接收清点： 1）首次接收时应确认器械供应商资质（1分），并要求提供说明书（1分），根据说明书的要求对器械清洗消毒（1分）及灭菌（1分），并对清洗消毒（1分）灭菌效果进行监测，建立首次接收测试档案并记录保存（1分）。 2）与器械供应商依据器械配置清单共同清点（1分）并核对器械名称（1分）、数量（1分）、规格（1分）及盛装容器的清洁度（1分）、功能（1分）与完整性（1分），记录患者（1分）、手术（1分）、器械（1分）及送货信息（1分），双方签名确认（1分）。 3）应在去污区相对独立的区域接收（1分），不与其他器械混放（1分）。 2. 分类： 1）按器械材质特性、结构特点和清洗要求等分类（1分）。 2）耐湿热器械与不耐湿热器械、普通器械与精密器械、动力工具与植入物等应分开放置（1分）。 3）可拆卸的器械按照说明书拆卸至最小单位（1分）；较小的零部件放于密纹筐内，并做好标识，防止丢失（1分）。 4）同一套器械、同一患者使用的器械分类后应进行标识（1分）。	

项目	考核标准	得分
	3. 清洗消毒、干燥： 1）清洗：根据器械分类选择适宜的清洗消毒与干燥方式（1分）；结构复杂器械应先手工预洗后机械清洗消毒，严格遵守标准操作流程（1分）；机械清洗时将每件器械平铺盛装于清洗篮筐内（1分），再将清洗篮筐放置于清洗架上（1分）；采用专用器械清洗架妥善固定器械（1分），并选择合适的清洗参数和程序（1分）；应遵循器械厂家说明书的指引使用润滑剂（1分）。 2）消毒：耐湿热器械首选机械热力消毒（1分），不耐热器械可选用75%乙醇进行擦拭或浸泡消毒，或遵循产品说明书（1分）。 3）干燥：耐湿热器械首选用干燥设备干燥（1分），管腔及不耐热器械采用压力气枪或手工擦拭干燥（1分）。	
	4. 检查、保养与包装： 1）检查：根据器械的结构特点与分类进行清洁度和功能的检查（2分），目测被检查器械表面有无残留的血渍（1分）、污渍（1分）、水垢（1分）、锈斑（1分）、骨屑等（1分）；在带光源放大镜下检查器械的棱角处（1分）、尖端（1分）、孔隙处（1分）、凹槽处（1分）的清洁度，并观察有无磨损变形（1分），有刻度的器械刻度是否清晰（1分），钻头刀刃有无磨损（1分）、缺失（1分），连接手柄类器械确认配件与手柄连接紧密，无松脱（1分）等；管腔器械如为双侧开口应使用大小与管腔相匹配的白色通条反复擦拭管腔并贯穿管腔两端，确认白色通条洁白无污渍（1分），单侧开口的器械用棉签反复擦拭盲端处，确认棉签洁白无污渍（1分），在放大镜下检查器械头端契合严密（1分）、无缝隙（1分）。 2）润滑、保养：应遵循器械厂家说明书对器械进行润滑、保养，以保证器械的使用灵活度（2分）。 3）装配、包装：依据器械配置清单核对器械的名称、数量和规格（1分），根据清单装配器械（1分）。包装前双人核对器械与配置清单是否正确（1分）；信息正确，选择合适包装材料（1分）、包装方法（1分）、封包（1分）并标识（1分），包装操作与质量要求符合《医院消毒供应中心 第2部分：清洗消毒及灭菌技术操作规范（WS 310.2—2016）》的规定（1分）。	

续表 5-26

项目	考核标准	得分
	5. 灭菌与储存发放： 1）根据器械生产厂商说明书要求及首次灭菌测试确认的灭菌参数及相应的灭菌程序进行灭菌（1分），密切观察灭菌过程物理参数（1分）。 2）按照《医院消毒供应中心 第3部分：清洗消毒及灭菌效果监测标准（WS 310.3—2016）》要求检查并确认物理（1分）、化学监测（1分）合格，正确卸载（1分）、储存（1分）灭菌后器械。 3）按照使用患者的手术器械配置清单信息将器械发放至手术室（1分）。	
	6. 器械使用完毕，由消毒供应中心回收（1分），按流程清洗消毒处理后归还器械供应商（1分）。	
三、整体评价（15分）	1. 符合标准预防原则，操作规范，无职业暴露发生（5分）。	
	2. 物品处理流程正确，无损坏，无遗失（5分）。	
	3. 手术操作人员使用满意，无投诉，无纠纷（5分）。	
总分		
备注		

注意事项：

1.外来医疗器械应在去污区相对独立的区域进行交接，不与其他器械混放。同一患者所用的器械，如有多个灭菌包或多个厂家的器械需做好标识，避免混淆。

2.外来医疗器械结构复杂，清洗消毒时特别要关注器械结构上的孔洞、缝隙、关节、螺纹及管腔等部位的清洗质量；清洗锐利器械时，注意保护尖端，做好防护。

3.包装前认真检查器械的清洗质量，无组织、骨屑等残留，对检查不合格的器械应返回去污区重新清洗。

4.包装时应将器械装于专用托盘内，所有的空隙、阀门应打开以保证灭菌介质的穿透。

5.外来医疗器械灭菌包应避免超大超重，灭菌参数必须遵循器械说明书；灭菌卸载取出后冷却时间不少于30分钟，应确认灭菌过程合格并检查有无湿包，湿包应重新处理。

6.发放前要再次确认外来医疗器械无菌包的有效性和信息完整性，发放记录具有可追溯性。

二十七、植入物处理操作考核标准

植入物处理操作考核标准见表5-27。

表5-27　植入物处理操作考核标准

项目	考核标准	得分
一、操作准备（15分）	1.评估环境：工作区域环境整洁（1分）、宽敞（1分）、明亮（1分），温湿度（1分）、机械通风的换气次数（1分），照明符合《医院消毒供应中心第1部分：管理规范（WS 310.1—2016）》的规定（1分）。。	
	2.自身准备：操作人员着装整洁规范（1分），符合标准预防的原则（1分）。	
	3.用物准备：清洗消毒与灭菌设备处于完好备用状态（1分），各种辅助设备设施准备齐全（1分）。有关清洗消毒、灭菌操作过程中使用的耗材符合国家相关要求（1分），准备齐全（3分），并与所处理的物品、器械及器具材质相适应（1分）。	
二、操作步骤（70分）	1.接收： 1）首次接收时应确认器械供应商资质（2分），并要求提供说明书（2分），根据说明书对器械清洗消毒（1分）及灭菌（1分），并对清洗消毒、灭菌效果进行监测（1分），建立首次接收测试档案（1分）并记录保存（1分）。 2）与器械供应商依据器械配置清单共同清点（1分）并核对器械名称（1分）、数量（1分）、规格（1分）及盛装容器的清洁度（1分）、功能（1分）与完整性（1分），记录患者（1分）、手术（1分）、器械（1分）及送货信息（1分），双方签名确认（1分）。 3）应在去污区相对独立的区域接收（1分），不与其他器械混放（1分）。	
	2.清点分类： 1）根据植入物的说明书、材质特性、结构特点和清洗要求分类（2分）。 2）同一患者使用的植入物分类后应进行标识（1分）。	

项目	考核标准	得分
	3. 清洗消毒、干燥： 1）根据植入物的说明书选择正确的清洗消毒方法（2分）。 2）本次接收使用的植入物如为患者使用之后剩余的植入物，则必须先进行手工预洗（1分）。 3）植入物应放置在专用有孔的带盖盛装容器内清洗（1分），不可使用润滑剂（1分）。 4）消毒首选机械热力消毒（1分）。 5）耐湿热的器械首选干燥设备进行干燥（1分），管腔器械可采用压力气枪进行彻底干燥（1分），不耐湿热的器械可采用擦拭干燥（1分）。	
	4. 检查、保养与包装： 1）根据植入物的结构特点（1分）与分类（1分）进行清洁度（1分）和功能（1分）的检查。用目测或在带光源放大镜检查螺钉的螺杆螺纹处（1分）、螺帽（1分）及螺钉尖端（1分）、空心螺钉的管腔（1分）等清洁度，检查螺纹有无磨损（1分）、缺失（1分）；万向套筒螺钉还应检查关节活动度（1分）；用目测或在带光源放大镜检查接骨板的表面（1分）及螺钉孔处（1分）的清洁度，接骨板的完整性（1分），几何接骨板的完好性（1分），锁定接骨板的螺钉孔螺纹有无破损（1分）、变形（1分）、裂纹（1分）等。 2）螺钉应放置于螺钉专用盒内（1分），检查螺钉位置与螺钉盒架上标注的规格是否一致（1分）。包装前双人核对植入物与配置清单是否匹配（1分）；选择合适的包装材料（1分）、包装方法（1分）、封包（1分）并标识（1分），包装操作与质量要求符合《医院消毒供应中心 第2部分：清洗消毒及灭菌技术操作规范（WS 310.2—2016）》的规定（1分）。	
	5. 灭菌与储存发放： 1）根据器械生产厂商说明书及首次灭菌测试确认的灭菌参数及相应的灭菌程序灭菌（2分）。 2）按照《医院消毒供应中心 第3部分：清洗消毒及灭菌效果监测标准（WS 310.3—2016）》的要求检查并确认物理（1分）、化学（1分）、生物（1分）监测合格，正确卸载（1分）、储存灭菌植入物（1分）。 3）按照《医院消毒供应中心 第2部分：清洗消毒及灭菌技术操作规范（WS 310.2—2016）》的要求储存（2分），确保灭菌后物品的无菌状态。 4）按照使用患者的手术信息将灭菌后植入物发放至手术室（1分）。	

续表 5-27

项目	考核标准	得分
三、整体评价（15分）	1. 符合标准预防原则，操作规范，无职业暴露发生（5分）。	
	2. 物品处理流程正确，无损坏，无遗失（5分）。	
	3. 手术操作人员使用满意，无投诉，无纠纷（5分）。	
总分		
备注		

注意事项：

1. 灭菌植入物时，所执行的灭菌方法和参数应与首次灭菌测试确认的结果一致，灭菌过程中应密切观察灭菌物理参数。

2. 植入物灭菌应每批次做生物监测，生物监测合格后方可发放。

3. 紧急情况下对植入物灭菌时，可使用含第五类化学指示物的生物PCD进行监测，化学指示物合格可提前发放，生物监测的结果应及时通知使用部门。

4. 发放前要再次确认无菌包的灭菌有效性和信息完整性，提前放行时应遵守提前放行制度，发放记录应具有可追溯性。

二十八、管腔器械处理操作考核标准

管腔器械处理操作考核标准见表5-28。

表5-28 管腔器械处理操作考核标准

项目	考核标准	得分
一、操作准备（15分）	1. 评估环境：工作区域环境整洁（1分）、宽敞（1分）、明亮（1分），温湿度（1分）、机械通风的换气次数（1分）、照明符合《医院消毒供应中心 第1部分：管理规范（WS 310.1—2016）》的规定（1分）。	
	2. 自身准备：操作人员着装整洁规范（1分），符合标准预防的原则（1分）。	

项目	考核标准	得分
	3.用物准备：清洗消毒与灭菌设备处于完好备用状态（1分），各种辅助设备设施准备齐全（1分）。有关清洗消毒、灭菌操作过程中使用的耗材符合国家相关要求（1分），准备齐全（3分），并与所处理的物品、器械及器具材质相适应（1分）。	
二、操作步骤（70分）	1.清点分类： 1）清点器械数量（1分），注意器械及附件是否完整（1分），轻拿轻放（1分），避免碰撞（1分），锐利器械或具有特殊功能端的器械分开放置（1分）并做好标识（1分），注意功能部位的保护（1分），数量登记准确（1分），录入无误（1分）。 2）按照器械的污染程度（1分）、精密程度（1分）、结构（1分）、材质（1分）等特点合理分类（1分）。	
	2.清洗消毒、干燥： 1）根据器械的污染程度进行清洗预处理（1分）。 2）遵循器械厂家说明书选择正确的清洗方法（1分）。 3）手工清洗： （1）冲洗：在流动水下冲洗器械表面，或用清洁低纤维布擦拭器械表面（1分）。 （2）洗涤：遵循器械厂家说明书选择合适的医用清洗剂（1分）。用压力水枪反复冲洗以去除管腔内残留碎屑（1分），吸引管需用相匹配的专用清洗毛刷反复刷洗管腔内壁（1分），两头见毛刷（1分）。 （3）漂洗：流动水下冲洗器械各部位（1分），用纯化水冲洗内腔（1分）。 （4）终末漂洗：用纯化水彻底冲洗器械及管腔（1分）。 4）根据器械的精密程度及材质选择合适的机械清洗程序（1分）。 5）干燥：首选干燥设施干燥，根据器械的材质（1分）和结构（1分）选择适宜的干燥方法（1分），可采用压力气枪进行彻底干燥（1分）。 6）首选机械热力消毒，也可用75%乙醇进行擦拭或浸泡消毒（1分）。	
	3.检查、保养与包装： 1）清洁度检查：带光源放大镜下对器械及附件进行全面清洁度的检查(1分)，确保器械表面（1分）、关节（1分）无血渍（1分）、污渍（1分）、水垢（1分）、锈斑（1分）等残留物质，压力气枪检查管内异物残留（1分），符合清洗质量标准（1分）。 2）功能检查：关节灵活（1分）、螺丝无松动（1分），齿槽对合整齐（1分）、尖端咬合紧密（1分），锁扣张合适度（1分），弹片完整（1分），外观无变形损坏（1分），功能完好（1分）。	

项目	考核标准	得分
	3）润滑、保养：应遵循器械厂家说明书（1分）对器械的关节（1分）、卡齿（1分）等部分进行润滑与保养（1分），以保证器械的使用灵活度（1分）。	
	4）包装材料的选择：灭菌包装材料应选择符合《最终灭菌医疗器械包装（GB/T 19633）》的要求（2分）。硬质容器用于精密器械的包装时，必须使用保护固定装置以保护器械在灭菌或转运过程中不受损（1分）。	
	5）包装：包装方法应遵循《医院消毒供应中心 第2部分：清洗消毒及灭菌技术操作规范（WS 310.2—2016）》的要求（2分）。按组装图谱（1分）和专用手术器械明细（1分）组装（1分）和配包（1分），器械有序摆放（1分），精密器械有保护措施（1分），选择合适的包装材料按规范要求包装（1分）并封包（1分）。	
	4. 灭菌与储存发放： 1）根据器械厂家提供的说明书（1分）选择合适的压力蒸汽灭菌和低温灭菌方法（1分）。 2）按照《医院消毒供应中心 第2部分：清洗消毒及灭菌技术操作规范（WS 310.2—2016）》的要求进行储存（1分）和发放（1分），确保灭菌后物品的无菌状态（1分）。	
三、整体评价（15分）	1. 符合标准预防原则，操作规范，无职业暴露发生（5分）。	
	2. 物品处理流程正确，无损坏，无遗失（5分）。	
	3. 使用科室满意，无投诉，无纠纷（5分）。	
总分		
备注		

注意事项：

1.穿刺针及管腔器械应拆开清洗，穿刺针针芯和针套应该配对放置，减少包装错误。清洗时注意避免针刺伤。

2.润滑、保养时应遵循厂家说明书对器械的关节、卡齿等部分进行润滑与保养，以保证器械的使用灵活度。

3.精密、锐利管腔器械全程保护，防止器械损伤及破包。

二十九、动力工具处理操作考核标准

动力工具处理操作考核标准见表5-29。

表5-29　动力工具处理操作考核标准

项目	考核标准	得分
一、操作准备（15分）	1. 评估环境：工作区域环境整洁（1分）、宽敞（1分）、明亮（1分），温湿度（1分）、机械通风的换气次数（1分）、照明符合《医院消毒供应中心第1部分：管理规范（WS 310.1—2016）》的规定（1分）。	
	2. 自身准备：操作人员着装整洁规范（1分），符合标准预防的原则（1分）。	
	3. 用物准备：清洗消毒与灭菌设备处于完好备用状态（1分），各种辅助设备设施准备齐全（1分）。有关清洗消毒、灭菌操作过程中使用的耗材符合国家相关要求（1分），准备齐全（3分），并与所处理的物品、器械及器具材质相适应（1分）。	
二、操作步骤（70分）	1. 接收： 1）应在去污区相对独立的区域接收，不与其他器械混放（2分）。 2）接收时可与外来医疗器械中的普通器械一起接收，器械清单上注明动力工具的名称（1分）、数量（1分）。 3）器械供应商应提供说明书（1分），与消毒供应中心接收人员共同确认动力工具的完好性（1分），双方签名确认（1分）。	
	2. 清点分类： 1）根据动力工具的说明书（1分）、材质特性（1分）、结构特点（1分）和清洗（1分）要求分类。 2）与普通器械分开放置（1分），不同类型的动力工具分开放置（1分）。	
	3. 清洗消毒、干燥： 1）根据动力工具的说明书选择正确的清洗消毒方法（2分）。 2）手工清洗（以AO的动力钻为例）： （1）手机：可拆卸型钻头夹拆卸后再清洗（1分），不可拆卸型钻头装载孔道打开至最大（1分），再用与钻头孔道管径相匹配的管腔清洗刷反复刷洗孔道内部及钻头夹各部位（1分），注意齿槽处。将保险开关由中立位向左或向右旋转（1分），然后将钻头夹浸入清洗剂液面下（1分）。按下开关运转，直至钻头夹内无骨屑和血污残留释出（1分）。再以同样的方法在纯化水中运转，直至清洁剂排出干净（1分），空转手机（1分），排尽钻头内残留水分（1分）。取出电池，用棉签擦拭电极部分（1分）。手机表面用低纤维擦布按照流程清洗消毒（1分），消毒可用75%乙醇（1分）。 （2）配件：将锁匙在流动水下冲洗（1分），将电池外表面反复擦拭至洁净（1分），75%乙醇消毒（1分）。 3）干燥应遵循厂家说明书进行（1分），将手机装上电池后空转8～10秒（1分），充分排出水分（1分）。	

续表 5-29

项目	考核标准	得分
	4.检查、保养与包装： 1）检查、保养（以 AO 的动力钻为例）： （1）手机的清洁度与功能检查：目测或带光源放大镜下检查器械手机表面（1分）、钻头装载孔道（1分）、齿槽等部位（1分）有无血渍（1分）、污渍（1分）、水垢（1分）、锈斑等（1分），检查钻头装载孔道时用棉签深入钻头内（1分），边旋转边擦拭（1分），确认棉签洁白无污渍（1分）；如手机尾端的保险开关旋钮处于中立位,应无法按下手机启动键。安装钻头后，锁紧钻头装载孔道（1分），钻头应与钻头夹衔接紧密（1分），钻头无松脱（1分）。电池腔电极部分无腐蚀现象（1分）。安装电池后，电池与电池腔应紧密闭合（1分）。向左或向右旋转保险开关按钮（1分），按下启动键，手机运转正常（1分）。 （2）配件的清洁度与功能检查：目测或在带光源放大镜下检查钻头（1分）、锯片（1分）、磨头的功能部位（1分）无磨损（1分）及卷刃（1分），安装部接口无缺损（1分），锁匙的齿槽无磨损（1分），功能完好（1分），电池无老化（1分）、膨胀（1分）、变形（1分），电池电极处无腐蚀现象（1分）。 2）包装：根据器械图示将拆卸的器械重新组合（1分）、装配（1分），所有的空腔、阀门应打开（1分），以利于灭菌介质的穿透（1分）。封包与包装遵循《医院消毒供应中心 第2部分：清洗消毒及灭菌技术操作规范（WS 310.2—2016）》的要求（1分）。	
	5.灭菌与储存发放： 1）根据器械厂家提供的使用指导要求选择合适的预真空压力蒸汽灭菌和低温灭菌方法（1分）。 2）按照《医院消毒供应中心 第2部分：清洗消毒及灭菌技术操作规范（WS 310.2—2016）》的要求进行储存，确保灭菌后物品的无菌状态（1分）。 3）按照使用患者的手术信息将器械发放至手术室（1分）。	
三、整体评价（15分）	1.符合标准预防原则，操作规范，无职业暴露发生（5分）。	
	2.物品处理流程正确，无损坏，无遗失（5分）。	
	3.手术操作人员使用满意，无投诉，无纠纷（5分）。	
总分		
备注		

注意事项：

1.应根据说明书确认清洗消毒、灭菌方法，避免因处理不当造成损坏。

2.清洗必须彻底，手工清洗与机械清洗相结合，严格遵守操作流程。

3.包装时注意将电动阀门、空腔、电池盒盖等打开，以保证灭菌介质可穿透。

4.包装前确保电池取出。

三十、光学目镜处理操作考核标准

光学目镜处理操作考核标准见表5-30。

表5-30　光学目镜处理操作考核标准

项目	考核标准	得分
一、操作准备（15分）	1.评估环境：工作区域环境整洁（1分）、宽敞（1分）、明亮（1分），温湿度（1分）、机械通风的换气次数（1分）、照明符合《医院消毒供应中心第1部分：管理规范（WS 310.1—2016）》的规定（1分）。	
	2.自身准备：操作人员着装整洁规范（1分），符合标准预防的原则（1分）。	
	3.用物准备：清洗消毒与灭菌设备处于完好备用状态（1分），各种辅助设备设施准备齐全（1分）。有关清洗消毒、灭菌操作过程中使用的耗材符合国家相关要求（1分），准备齐全（3分），并与所处理的物品、器械及器具材质相适应（1分）。	
二、操作步骤（70分）	1.清点分类： 1）清点器械数量（2分），目测光学目镜清晰无裂痕（1分）、无破损（1分），轻拿轻放（1分），避免碰撞（1分），数量登记准确（1分），录入无误（1分）。 2）按照器械的污染程度（1分）、精密程度（1分）、结构（1分）、材质（1分）等特点合理分类（2分）。	

续表 5-30

项目	考核标准	得分
	2. 清洗消毒： 1）根据器械的材质（1分）及污染程度（1分），遵循器械厂家说明书（1分）选择正确的清洗消毒方法（2分）。 2）手工清洗时需单独清洗（1分），应使用带盖带卡槽的专用盒（1分），轻拿轻放（1分），可放置于硅胶垫上防止滑落（1分），注意防止划伤光学目镜镜面（1分）。 3）在流动水下清洗（1分）；使用含医用清洗剂的海绵或软布洗涤（1分）；流动水下漂洗（1分）；软水、纯化水终末漂洗（1分）。 4）可采用75%乙醇擦拭消毒（1分）。 5）采用擦拭方法进行干燥（1分），光学目镜镜面需使用专用镜头拭纸擦拭（1分）。 6）适用于机械清洗的光学目镜，则需独立放置并固定在专用篮筐中（1分），并选择合适的参数和专用程序清洗消毒（1分）。	
	3. 检查、保养与包装： 1）表面（1分）、镜体（1分）、目镜端（1分）、物镜端（1分）和导光束接口处（1分）均应符合清洗质量标准（2分）。 2）观察镜体是否完整无损伤（1分），镜面是否有裂痕（1分），导光束接口处是否有损坏（1分），检查镜头成像质量（1分），将镜头对准参照物缓慢旋转360°（1分），进行目测，图像应清晰（1分）、无变形（1分）、视野完整（1分），检查镜体有无凹陷（1分）或刮痕（1分），轴杆是否平直（1分）。 3）操作人员根据装配的技术规程或图示重新组合（2分）、装配（2分）。放置于带盖带卡槽的器械盒内（1分），并根据灭菌方法选择符合《最终灭菌医疗器械包装（GB/T 19633）》的灭菌包装材料按要求包装（2分），包装方法应遵循《医院消毒供应中心 第2部分：清洗消毒及灭菌技术操作规范（WS 310.2—2016）》的要求（2分）。	
	4. 灭菌与储存发放： 1）根据器械厂家提供的使用指导要求选择合适的灭菌方法灭菌（5分）。 2）按照《医院消毒供应中心 第2部分：清洗消毒及灭菌技术操作规范（WS 310.2—2016）》的要求和无菌物品存放标准储存（2分）和发放（2分），确保灭菌后的物品处于无菌状态（1分）。	

续表 5-30

项目	考核标准	得分
三、整体评价（15分）	1.符合标准预防原则，操作规范，无职业暴露发生（5分）。	
	2.物品处理流程正确，无损坏，无遗失（5分）。	
	3.使用科室满意，无投诉，无纠纷（5分）。	
总分		
备注		

注意事项：

1.光学目镜宜采用手工清洗，严禁使用超声清洗，漂洗必须彻底，以防残留清洗剂腐蚀器械及影响手术质量。

2.禁止使用润滑剂。

三十一、导光束及连接线处理操作考核标准

导光束及连接线处理操作考核标准见表5-31。

表5-31　导光束及连接线处理操作考核标准

项目	考核标准	得分
一、操作准备（15分）	1.评估环境：工作区域环境整洁（1分）、宽敞（1分）、明亮（1分），温湿度（1分）、机械通风的换气次数（1分）、照明符合《医院消毒供应中心第1部分：管理规范（WS 310.1—2016）》的规定（1分）。	
	2.自身准备：操作人员着装整洁规范（1分），符合标准预防的原则（1分）。	
	3.用物准备：清洗消毒与灭菌设备处于完好备用状态（1分），各种辅助设备设施准备齐全（1分）。清洗消毒、灭菌操作过程中使用的耗材符合国家相关要求（1分），准备齐全（3分），并与所处理的物品、器械及器具材质相适应（1分）。	

续表 5-31

项目	考核标准	得分
二、操作步骤（70分）	1. 清点分类： 1）清点器械数量（2分），检查导光束及连接线功能状态（2分），无打折（1分），表面无划痕（1分）、无破损（2分），轻拿轻放（2分），数量登记准确（2分），录入无误（2分）。 2）按照器械的污染程度（2分）、精密程度（2分）、结构（2分）、材质（2分）等特点合理分类（2分）。	
	2. 清洗消毒： 1）根据器械的材质（2分）及污染程度（2分），遵循器械厂家说明书（2分）选择正确的清洗消毒方法（2分）。 2）手工清洗时用清水擦拭导光束两端的金属接头（2分），中间导线部分按标准手工清洗流程冲洗（2分）。 3）流动水漂洗，方法同上（2分）。 4）软水、纯化水或蒸馏水终末漂洗，方法同上（2分）。 5）可采用75%乙醇擦拭消毒（2分）。 6）使用清洁的低纤维絮布擦布，用擦拭方法干燥（2分）。 7）可机械清洗的导光束，则需根据厂家说明书正确将器械装载至专用清洗架上（2分），并选择合适的参数和专用程序清洗消毒（2分）。	
	3. 检查、保养与包装： 1）对导光束进行表面的清洁度检查，应符合清洗质量标准（2分）。 2）检查导光束表面是否有破损（2分）、打折（2分）。 3）将导光束的一端对准室内光源，在导光束一端上下移动大拇指，检查另一端有无漏光区（2分），操作中不可将导光束一端接入冷光源后用眼睛看另一端（2分），以免强光损伤眼睛。 4）导光束大弧度盘绕，直径应>10cm（2分），无锐角（2分），并根据灭菌方法选择符合《最终灭菌医疗器械包装（GB/T 19633）》的灭菌包装材料按要求包装（2分），包装发放应遵循《医院消毒供应中心 第2部分：清洗消毒及灭菌技术操作规范（WS 310.2—2016）》的要求（2分）。	
	4. 灭菌与储存发放： 1）根据器械厂家提供的使用指导要求选择合适的灭菌方法灭菌（2分）。 2）按照《医院消毒供应中心 第2部分：清洗消毒及灭菌技术操作规范（WS 310.2—2016）》的要求和无菌物品存放标准储存和发放，确保灭菌后的物品处于无菌状态（2分）。	

项目	考核标准	得分
三、整体评价（15分）	1. 符合标准预防原则，操作规范，无职业暴露发生（5分）。	
	2. 物品处理流程正确，无损坏，无遗失（5分）。	
	3. 使用科室满意，无投诉，无纠纷（5分）。	
总分		
备注		

注意事项：

1.手工清洗时不能浸泡导光束两端的金属接头，以免进水，若有进水，立即用低纤维絮擦布进行干燥。

2.漂洗必须彻底，以防残留清洗剂腐蚀器械及影响手术质量。

3.禁止超声清洗。

三十二、气腹针及气腹管处理操作考核标准

气腹针及气腹管处理操作考核标准见表5-32。

表5-32　气腹针及气腹管处理操作考核标准

项目	考核标准	得分
一、操作准备（15分）	1. 评估环境：工作区域环境整洁（1分）、宽敞（1分）、明亮（1分），温湿度（1分）、机械通风的换气次数（1分）、照明符合《医院消毒供应中心第1部分：管理规范（WS 310.1—2016）》的规定（1分）。	
	2. 自身准备：操作人员着装整洁规范（1分），符合标准预防的原则（1分）。	
	3. 用物准备：清洗消毒与灭菌设备处于完好备用状态（1分），各种辅助设备设施准备齐全（1分）。清洗消毒、灭菌操作过程中使用的耗材符合国家相关要求，准备齐全（3分），并与所处理的物品、器械及器具材质相适应（1分）。	

续表 5-32

项目	考核标准	得分
二、操作步骤（70分）	1. 清点分类： 1）清点器械数量（1分），注意器械及附件是否完整（1分），且无损坏（1分）、无缺失（1分），轻拿轻放（1分），数量登记准确（1分），录入无误（1分）。 2）按照器械的污染程度（1分）、精密程度（1分）、结构（1分）、材质（1分）等特点合理分类（1分）。	
	2. 清洗消毒： 1）根据器械的材质（1分）及污染程度（1分），遵循器械厂家说明书（1分）选择正确的清洗消毒方法（1分）。 2）手工清洗时用流动水初步冲洗（1分），去除血液、黏液等污染物（1分），使用压力水枪冲洗气腹针管腔（1分）。 3）可拆卸部分必须拆开至最小单位：旋转气腹针套管（1分）；拔出气腹针内芯（1分）；拆卸通气开关螺帽（1分）；拆卸通气开关（1分），拆卸后进行流动水冲洗（1分），小的精密器械附件应放在专用的密纹清洗篮筐中防止丢失（1分）。 4）采用医用清洗剂进行洗涤（1分），在液面下刷洗（1分）。关节部、管腔内用软毛刷彻底刷洗（1分）。 5）超声波清洗器进行超声清洗3～5分钟（1分），不超过10分钟（1分）。 6）采用流动水冲洗器械及附件（1分），用压力水枪进行管腔冲洗（1分），管腔水流通畅（1分），喷射的水柱成直线（1分）、无分叉（1分）。 7）应用软水、纯化水或者蒸馏水彻底冲洗（1分）。 8）采用湿热消毒或75%乙醇消毒（1分）。 9）采用压力气枪或低温真空干燥柜彻底干燥（1分）。 10）如采用机械清洗，则需根据厂家说明书正确将器械上架装载（1分），并选择正确的清洗参数和专用程序清洗消毒（1分）。	
	3. 检查、保养与包装： 1）对器械及附件进行全面的清洁度检查（1分），确保器械表面（1分）、关节（1分）及管腔处（1分）应光洁（1分），无残留物（1分）、血迹（1分）、污渍（1分）、水垢（1分）及锈斑（1分），符合清洗质量标准（1分）。 2）遵循器械厂家说明书对气腹针的螺纹螺帽（1分）、阀门（1分）等处进行润滑与保养（1分），以保证器械的使用灵活度（1分）。 3）确保器械结构完整（1分），螺丝等齐全（1分），正常紧固（1分）。气腹针锋利（1分）、无卷刃（1分）。 4）根据器械图示将拆卸的器械重新组合（1分）、装配（1分），所有的空腔（1分）、阀门应打开（1分），并选择符合《最终灭菌医疗器械包装（GB/T 19633）》的灭菌包装材料按要求包装（1分），包装方法应符合《医院消毒供应中心第2部分：清洗消毒及灭菌技术操作规范（WS 310.2—2016）》的要求（1分）。	

续表 5-32

项目	考核标准	得分
	4.灭菌与储存发放： 1）根据器械厂家提供的使用指导要求选择合适的灭菌方法进行灭菌（1分）。 2）按照《医院消毒供应中心 第2部分：清洗消毒及灭菌技术操作规范（WS 310.2—2016）》的要求和无菌物品存放标准进行储存（1分）和发放（1分），确保灭菌后物品处于无菌状态（1分）。	
三、整体评价（15分）	1.符合标准预防原则，操作规范，无职业暴露发生（5分）。	
	2.物品处理流程正确，无损坏，无遗失（5分）。	
	3.使用科室满意，无投诉，无纠纷（5分）。	
总分		
备注		

注意事项：

1.手工清洗时严禁使用含细小纤维絮的纱布或棉签，以防挂钩。

2.漂洗必须彻底，以防残留清洗剂腐蚀器械及影响手术质量。

三十三、穿刺器及转换器处理操作考核标准

穿刺器及转换器处理操作考核标准见表5-33。

表5-33 穿刺器及转换器处理操作考核标准

项目	考核标准	得分
一、操作准备（15分）	1.评估环境：工作区域环境整洁（1分）、宽敞（1分）、明亮（1分），温湿度（1分）、机械通风的换气次数（1分）、照明符合《医院消毒供应中心 第1部分：管理规范（WS 310.1—2016）》的规定（1分）。	
	2.自身准备：操作人员着装整洁规范（1分），符合标准预防的原则（1分）。	
	3.用物准备：清洗消毒与灭菌设备处于完好备用状态（1分），各种辅助设备设施准备齐全（1分）。清洗消毒、灭菌操作过程中使用的耗材符合国家相关要求（1分），准备齐全（3分），并与所处理的物品、器械及器具材质相适应（1分）。	

项目	考核标准	得分
二、操作步骤（70分）	**1. 清点分类：** 1）清点器械数量（1分），注意器械及附件（1分）是否完整（1分），且无损坏（1分）、无缺失（1分），轻拿轻放（1分），避免碰撞（1分），数量登记准确（1分），录入无误（1分）。 2）按照器械的污染程度（1分）、精密程度（1分）、结构（1分）、材质（1分）等特点进行合理分类（1分）。	
	2. 清洗消毒： 1）根据器械的材质（1分）及污染程度（1分），遵循器械厂家说明书选择正确的清洗消毒方法（1分）。 2）手工清洗时用流动水初步冲洗，去除血液、黏液等污染物（1分），使用压力水枪进行管腔冲洗（1分）。 3）可拆卸部分必须拆开至最小单位：拆卸穿刺器转换器（1分）；拆卸转换器密封帽（1分）；拔出穿刺器内芯（1分）；拆卸穿刺器密封帽（1分）；旋转并拆卸多功能阀（1分）；拆卸通气开关螺帽（1分）；拆卸通气开关（1分），拆卸后进行流动水冲洗（1分），小的精密器械附件应放在专用的密纹清洗篮筐中防止丢失（1分）。 4）采用医用清洗剂进行洗涤（1分），在液面下刷洗（1分）。关节部、管腔内用软毛刷彻底刷洗（1分）。 5）超声波清洗器进行超声清洗 3～5 分钟（1分），不超过 10 分钟（1分）。 6）采用流动水冲洗器械及附件（1分），用压力水枪进行管腔冲洗（1分），管腔水流通畅（1分），喷射的水柱成直线、无分叉（1分）。 7）应用软水、纯化水或者蒸馏水进行彻底冲洗（1分）。 8）采用湿热消毒或 75% 乙醇进行消毒（1分）。 9）采用医用干燥柜或压力气枪进行彻底干燥（1分）。 10）如采用机械清洗，则需根据厂家说明书正确将器械上架装载，并选择合适的清洗参数和专用程序进行清洗消毒（1分）。	
	3. 检查、保养与包装： 1）对器械及附件进行全面的清洁度检查（1分），确保器械表面（1分）、关节（1分）及管腔（1分）处应光洁（1分），无残留物（1分）、血迹（1分）、污渍（1分）、水垢（1分）及锈斑（1分），符合清洗质量标准（1分）。 2）遵循器械厂家说明书（1分）对穿刺器的螺纹螺帽（1分）、阀门（1分）等处进行润滑与保养，以保证器械的使用灵活度（1分）。 3）确保器械结构完整（1分），套管、密封帽完整无变形（1分）、老化（1分），穿刺器锋利（1分）、无卷刃（1分）。	

续表 5-33

项目	考核标准	得分
	4）将拆卸的器械进行重新组合（1分）、装配（1分），所有的空腔、阀门应打开（1分），并选择符合《最终灭菌医疗器械包装（GB/T 19633）》的灭菌包装材料按要求包装（1分），包装方法应遵循《医院消毒供应中心第2部分：清洗消毒及灭菌技术操作规范（WS 310.2—2016）》的要求（1分）。	
	4. 灭菌与储存发放： 1）根据器械厂家提供的使用指导要求选择合适的灭菌方法进行灭菌（1分）。 2）按照《医院消毒供应中心 第2部分：清洗消毒及灭菌技术操作规范（WS 310.2—2016）》的要求和无菌物品存放标准进行储存（1分）和发放（1分），确保灭菌后物品处于无菌状态（1分）。	
三、整体评价（15分）	1. 符合标准预防原则，操作规范，无职业暴露发生（5分）。	
	2. 物品处理流程正确，无损坏，无遗失（5分）。	
	3. 使用科室满意，无投诉，无纠纷（5分）。	
总分		
备注		

注意事项：

漂洗必须彻底，以防残留清洗剂腐蚀器械及影响手术质量。

三十四、达芬奇手术机器人器械处理操作考核标准

达芬奇手术机器人器械处理操作考核标准见表5-34。

表5-34　达芬奇手术机器人器械处理操作考核标准

项目	考核标准	得分
一、操作准备（15分）	1. 评估环境：工作区域环境整洁（1分）、宽敞（1分）、明亮（1分），温湿度（1分）、机械通风的换气次数（1分）、照明符合《医院消毒供应中心第1部分：管理规范（WS 310.1—2016）》的规定（1分）。	
	2. 自身准备：操作人员着装整洁规范（1分），符合标准预防的原则（1分）。	

项目	考核标准	得分
	3. 用物准备：清洗消毒与灭菌设备处于完好备用状态（1分），各种辅助设备设施准备齐全（1分）。清洗消毒、灭菌操作过程中使用的耗材符合国家相关要求（1分），准备齐全（3分），并与所处理的物品、器械及器具材质相适应（1分）。	
二、操作步骤（70分）	1. 清点分类： 1) 清点器械数量(1分)，检查尖端(1分)、钢索(1分)、外管腔镜镜面(1分)是否完整（1分），关节是否灵活（1分），注意器械及附件（1分）是否完整（1分），无损坏（1分）、无缺失（1分），核对后签字（1分），轻拿轻放（1分），避免碰撞（1分），数量登记准确（1分），录入无误（1分）。 2) 按照器械的污染程度（1分）、精密程度（1分）、结构（1分）、材质（1分）等特点进行合理分类（1分）。	
	2. 清洗消毒： 1) 根据器械的材质（1分）及污染程度（1分），遵循器械厂家说明书（1分）选择正确的清洗消毒方法（1分）。 2) 手工清洗方法： （1）将器械完全浸泡于中性至弱碱性的酶清洗剂中（1分），使用带有 Luer 接头的注射器向主冲洗口灌注至少 15mL 同种酶清洗剂（1分），然后浸泡 30 分钟（1分）； （2）使用软的尼龙毛刷，在流动水下移动器械腕，擦洗外部及器械端头（1分），使用 4 倍放大镜检查是否清洁（1分），如不合格重复刷洗； （3）向下握持连接至过滤水管的 Luer 接头，并移动器械腕持续冲洗主冲洗口及其他冲洗口（1分），直至流出的水清澈为止（1分），每个部位至少 20 秒（1分），水压最低 2bar（29psi）； （4）使用同样的压力喷洗头端至少 30 秒（1分），喷洗时移动头端，检查并确保所有的血液已清除（1分）； （5）持握头端，将其放入超声波清洗器，并立即完全浸没器械（1分），然后超声清洗 10 分钟（1分）； （6）按步骤（3）重复冲洗（1分）； （7）按步骤（2）重复擦洗（1分）； （8）漂洗外部以及轴与壳体相连的地方（1分）； （9）将头端向上持握器械并清空全部水分（1分），使用低纤维絮擦布擦干，并向冲洗口吹入压缩空气干燥（1分），使用 75% 乙醇纱布消毒擦拭器械（1分）。 3) 如使用全自动清洗消毒机清洗，需要经厂家认证的品牌清洗消毒机及专用清洗架（1分）。	

续表 5-34

项目	考核标准	得分
	3.检查、保养与包装： 1）对器械及附件进行全面的清洁度检查，确保器械表面（1分）、关节（1分）及管腔（1分）处应光洁（1分），无残留物（1分）、血迹（1分）、污渍（1分）、水垢（1分）及锈斑（1分），符合清洗质量标准。 2）遵循器械厂家说明书对器械的可活动节点（1分）、关节（1分）、阀门（1分）、螺丝（1分）等处进行润滑与保养（1分），以保证器械的使用灵活度（1分）。 3）旋转器械腕360°/720°，检查器械关节是否灵活（1分），有无松动（1分）；查看器械端头钢丝有无缺损（1分）。 4）将拆卸的器械进行重新组合（1分）、装配（1分），所有的空腔、阀门应打开（1分），并选择符合《最终灭菌医疗器械包装（GB/T 19633）》的灭菌包装材料按要求包装（1分），包装方法应遵循《医院消毒供应中心第2部分：清洗消毒及灭菌技术操作规范（WS 310.2—2016）》的要求（1分）。	
	4.灭菌与储存发放： 1）根据器械厂家提供的使用指导要求选择合适的灭菌方法进行灭菌（1分）。 2）按照《医院消毒供应中心 第2部分：清洗消毒及灭菌技术操作规范（WS 310.2—2016）》的要求进行储存（1分）和发放（1分），确保灭菌后物品的无菌状态（1分）。	
三、整体评价（15分）	1.符合标准预防原则，操作规范，无职业暴露发生（5分）。	
	2.物品处理流程正确，无损坏，无遗失（5分）。	
	3.使用科室满意，无投诉，无纠纷（5分）。	
总分		
备注		

注意事项：

1.达芬奇手术机器人器械应由经过培训的人员处理，小心搬运，避免对其造成损坏的机械振动。未能正确按照操作流程操作可能会导致装置功能异常。

2.超声清洗或暴露在清洗剂中的时间过长可能会导致器械损坏，应严格掌控时间。

3.器械应遵循厂家说明书进行清洗消毒、灭菌。

三十五、软式内镜处理操作考核标准

软式内镜处理操作考核标准见表5-35。

表5-35 软式内镜处理操作考核标准

项目	考核标准	得分
一、操作准备（20分）	1.评估环境：工作区域环境整洁、宽敞、明亮（1分）；温度、相对湿度（1分）、机械通风的换气次数、照明符合《医院消毒供应中心 第1部分：管理规范（WS 310.1—2016）》的规定（1分）。	
	2.自身准备：操作人员规范着装（1分），注意个人防护，清洗时应穿隔离衣（1分）或防水围裙，戴圆帽（1分）、护目镜或面罩（1分）、口罩（1分）、手套（1分）。	
	3.用物准备：纱布（1分）、全管道灌流器（1分）、一次性20mL注射器（1分）、各种内镜专业刷（1分）、侧漏仪器（1分）、低纤维絮且质地柔软的擦拭布（1分）、压力水枪（1分）、压力气枪（1分）、专用酶清洗剂(1分)等，以及常规清洗消毒、包装及灭菌的相关物品准备齐全（2分）。	
二、操作步骤（60分）	1.清点分类： 1）清点器械数量（1分），检查配件是否齐全（1分），轻拿轻放（1分），避免碰撞，数量登记准确（1分），录入无误（1分）。 2）按照器械的污染程度（1分）、精密程度（1分）、结构（1分）、材质（1分）等特点合理分类。	
	2.清洗消毒： 1）根据器械的材质及污染程度，遵循器械厂家说明书选择正确的清洗消毒方法（1分）。 2）预处理：内镜从患者体内取出后，在与光源和视频处理器拆离之前，应立即用含有清洗剂的湿巾或湿纱布擦去外表面污物（1分），擦拭用品应一次性使用（1分）；反复送气与送水至少10秒（1分）；将内镜的先端置入装有清洗剂的容器中，启动吸引功能，抽吸清洗剂直至其流入吸引管（1分）；盖好内镜防水盖，放入运送容器（1分），送至清洗消毒室。 3）测漏：取下吸引阀门、水气阀门、橡皮密封圈（1分）；盖上防水帽以防止电气触电处进水（禁止盖上红色的ETO帽）（1分）；连接好侧漏装置并注入压力（1分）；将内镜全部浸没于水中，使用注射器向各个管道注水，以排出管道内气体（1分）；首先向各个方向弯曲内镜前端，观察有无气泡冒出，再观察插入部、操作部、连接部等部分是否漏气（1分）。也可根据软镜、厂家说明书采用其他有效的测漏方法。	

续表 5-35

项目	考核标准	得分
	4）清洗：在清洗槽内配制清洗剂，将内镜、按钮和阀门完全浸没于清洗剂中（1分）；用擦拭布反复擦洗镜身，应重点擦洗插入部和操作部，擦拭布应一用一更换（1分）；刷洗软式内镜的所有管道，刷洗时应两头见刷头，并洗净刷头上的污物，至少重复刷洗3次，直到完全去除肉眼可见污染物（1分）；连接全管道灌流器，使用动力泵或注射器将各管道内充满清洗剂，浸泡时间应遵循说明书（1分）；刷洗按钮和阀门，适合超声清洗的按钮和阀门应遵循厂家的使用说明进行超声清洗（1分）。 5）漂洗：将清洗后的内镜连同管道灌流器、按钮、阀门移入漂洗槽内（1分）；使用动力泵或压力水枪充分冲洗内镜各管道，直至无清洗剂残留（1分）；用流动水冲洗内镜的外表面、按钮和阀门（1分）；使用动力泵或压力气枪向各管道充气至少30秒，去除管道内的水分（1分）；用擦拭布擦干内镜外表面、按钮和阀门，擦拭布应一用一更换（1分）。 6）消毒：将内镜连同全管道灌流器，以及按钮、阀门，移入消毒槽，并全部浸没于消毒剂中（1分）；使用动力泵或注射器，将各管道内充满消毒剂（1分），消毒方式和时间应遵循说明书；更换手套（1分），向各管道至少充气30秒，去除管道内消毒剂（1分）；如需灭菌的内镜应遵循《软式内镜清洗消毒技术规范（WS 507—2016）》的规定，选择相应的灭菌方法（1分）。 7）终末漂洗：将内镜连同全管道灌流器（1分），以及按钮、阀门，移入终末漂洗槽（1分），使用动力泵或压力水枪，用纯化水或无菌水冲洗内镜各管道至少2分钟，直至无消毒剂残留（1分）；用纯化水或无菌水冲洗内镜的外表面、按钮和阀门（1分）；采用浸泡灭菌的内镜应在专用终末漂洗槽内使用无菌水进行终末漂洗（1分）。 8）干燥：将内镜、按钮和阀门从水槽中取出，用75%～95%乙醇灌注所有管道（1分）；使用压力气枪，用洁净压缩空气向所有管道充气至少30秒（1分），使其完全干燥（1分）；用无菌擦拭布、压力气枪干燥内镜外表面、按钮和阀门，并安装按钮和阀门（2分）。 9）如采用机械清洗，应遵循《软式内镜清洗消毒技术规范（WS 507—2016）》的规定，先对内镜进行预处理、测漏、清洗和漂洗，再正确装载至内镜清洗消毒器，并选择合适的清洗参数和专用程序进行清洗消毒（5分）。	
	3. 检查与保养：操作人员根据装配的技术规程或图示重新组合及装配。如需灭菌的内镜，应选择符合《最终灭菌医疗器械包装（GB/T 19633）》的灭菌包装材料按要求包装，包装发放应遵循《医院消毒供应中心第2部分：清洗消毒及灭菌技术操作规范（WS 310.2—2016）》的要求（5分）。	

项目	考核标准	得分
	4. 灭菌与储存发放： 1）内镜干燥后应储存于内镜与附件储存柜内，镜体应悬挂（1分），弯角固定钮应置于自由位（1分），并将取下的各类按钮和阀门单独储存（1分）。 2）接触无菌组织的内镜根据厂家提供的使用指导要求选择合格的灭菌方法进行灭菌（1分），按要求储存和发放（1分）。	
三、整体评价（20分）	1. 符合标准预防原则，操作规范，无职业暴露发生（5分）。	
	2. 物品处理流程正确，无损坏，无遗失（5分）。	
	3. 使用科室满意，无投诉，无纠纷（5分）。	
	4. 清洗消毒、灭菌、发放正确，效果满意（5分）。	
总分		
备注		

注意事项：

1.由于软式内镜外表面在清洗过程中容易产生划痕，宜使用专用擦拭布或者泡棉进行刷洗。

2.操作中禁止折叠内镜，避免损坏导光纤维，轻拿轻放，切勿打折，盘区直径需>40cm。

3.应记录测漏情况，如发现测漏，应及时报修送检。

4.每清洗1条内镜后应更换清洗剂，并将清洗刷清洗干净，高水平消毒后备用。

5.进入人体无菌组织或器官，或接触破损皮肤及黏膜的内镜需要灭菌；接触完整皮肤及黏膜，不进入人体无菌组织或器官的内镜需要高水平消毒。

三十六、精密器械处理操作考核标准

精密器械处理操作考核标准见表5-36。

表5-36 精密器械处理操作考核标准

项目	考核标准	得分
一、操作准备（15分）	1.评估环境：工作区域环境整洁（1分）、宽敞（1分）、明亮（1分），温湿度（1分）、机械通风的换气次数（1分）、照明符合《医院消毒供应中心 第1部分：管理规范（WS 310.1—2016）》的规定（1分）。	
	2.自身准备：操作人员着装整洁规范（1分），符合标准预防的原则（1分）。	
	3.用物准备：清洗消毒与灭菌设备处于完好备用状态（1分），各种辅助设备设施准备齐全（1分）。清洗消毒、灭菌操作过程中使用的耗材符合国家相关要求（1分），准备齐全（3分），并与所处理的物品、器械及器具材质相适应（1分）。	
二、操作步骤（70分）	1.清点器械数量时注意器械及附件是否完整（1分），轻拿轻放（1分），避免碰撞；锐利器械或具有特殊功能端的器械注意功能部位的保护，宜用可固定防碰撞的专用容器分开放置（1分）并做好标识（1分），数量登记准确（1分），录入无误（1分）。	
	2.按照器械的结构（1分）、材质（1分）、污染（1分）、精密程度（1分）等特点进行合理分类（1分）。可拆卸部分必须拆卸至最小单位（1分）。	
	3.清洗： 1）手工清洗：精密器械清洗操作人员应固定（1分），上岗前须经过培训并通过考核（1分）；精密器械清洗时应与普通器械分开（1分），轻拿轻放（1分），逐一单件在盛装有医用清洗剂槽内的液面下刷洗、清洗（1分）。保护垫的使用贯穿于整个清洗过程（1分）。关节部、管腔内用软毛刷彻底刷洗（1分）；可拆卸部分应拆开后清洗（1分）；小的精密器械附件应放在专用的密纹清洗篮筐中防止丢失（1分）。 2）超声清洗：将器械放入专用网篮，将网篮置于超声清洗器内，置于液面下（1分），用多酶清洗剂超声清洗3～5分钟（1分），小器械要距离液面≥2 cm（1分），水温＜45℃（1分）；超声清洗器必须加盖，防止气溶胶（1分）；超声清洗器操作应遵循厂家的说明书（1分）；特别细小的器械，清洗时容易浮在水面，应装载专用的精密镂空清洗篮筐进行清洗，防止丢失（1分）；超声清洗后检查清洁度（1分）。 3）应用纯化水或蒸馏水进行彻底终末漂洗（1分）。	
	4.采用酸性氧化电位水、湿热方法或75%乙醇进行消毒（2分）。	

续表 5-36

项目	考核标准	得分
	5.检查、保养与包装： 1）清洁度检查：对器械及附件在放大镜下进行全面的清洁度检查（1分），确保器械表面（1分）、关节（1分）、螺纹（1分）及管腔（1分）处光洁（1分），无残留物（1分）、血迹（1分）、污渍（1分）、水垢（1分）及锈斑（1分），符合清洗质量标准（1分）。 2）功能检查：关节灵活（1分）、螺丝无松动（1分），齿槽对合整齐（1分）、尖端咬合紧密（1分），锁扣张合适度（1分），弹片完整（1分），外观无变形损坏（1分），功能完好（1分）。放大镜下检查器械性能（1分）。 3）应遵循器械厂家说明书（1分）对器械的轴节（1分）、卡齿（1分）、连接（1分）等部分进行润滑与保养（1分），以保证器械的使用灵活度（1分）。 4）将拆卸的器械进行重新组合（1分）、装配（1分），所有的空腔、阀门应打开（1分），并选择符合《最终灭菌医疗器械包装（GB/T 19633）》要求的灭菌包装材料进行单独包装（1分）。包装方法应遵循《医院消毒供应中心 第2部分：清洗消毒及灭菌技术操作规范（WS 310.2—2016）》的要求（2分）。	
	6.根据器械厂家提供的说明书选择合适的真空压力蒸汽灭菌和低温灭菌方法（2分）。	
	7.按照《医院消毒供应中心 第2部分：清洗消毒及灭菌技术操作规范（WS 310.2—2016）》及《口腔器械消毒灭菌技术操作规范（WS 506—2016）》的要求进行储存（1分）和发放（1分），确保灭菌后物品的无菌状态（1分）。	
三、整体评价（15分）	1.个人防护符合要求，操作规范（5分）。	
	2.各环节符合要求，配件齐全，无破损，包外信息齐全，灭菌达标（5分）。	
	3.使用科室满意，无投诉，无纠纷（5分）。	
总分		
备注		

注意事项：

1.遵循器械厂家说明书选择正确的清洗消毒、包装及灭菌方法；精密小器械宜采用手工清洗+超声清洗的方法进行，如采用机械清洗，应设计专用的清洗篮筐，正确将器械上架装载，选择相对应的清洗消毒程序。

2.超声波清洗器的超声清洗时间为3～5分钟，不超过10分钟。

3.显微手术器械不宜使用超声波清洗器清洗，防止钝化和损坏。

三十七、呼吸机管道处理操作考核标准

呼吸机管道处理操作考核标准见表5-37。

表5-37　呼吸机管道处理操作考核标准

项目	考核标准	得分
一、操作准备（15分）	1.评估环境：工作区域环境整洁（1分）、宽敞（1分）、明亮（1分），温湿度（1分）、机械通风的换气次数（1分）、照明符合《医院消毒供应中心第1部分：管理规范（WS 310.1—2016）》的规定（1分）。	
	2.自身准备：操作人员着装整洁规范（1分），符合标准预防的原则（1分）。	
	3.用物准备：清洗消毒与灭菌设备处于完好备用状态（1分），各种辅助设备设施准备齐全（1分）。清洗消毒、灭菌操作过程中使用的耗材符合国家相关要求（1分），准备齐全（3分），并与所处理的物品、器械及器具材质相适应（1分）。	
二、操作步骤（70分）	1.清洗消毒： 1）清点管道数量（1分），检查管道及附件是否完整（1分），数量登记准确（1分），录入无误（1分）。 2）按照管道的污染程度（1分）、材质（1分）等特点进行合理分类（1分）。可拆卸部分必须拆开至最小单位（2分）。 3）遵循器械厂家说明书选择正确的清洗消毒方法（2分）。 4）手工清洗方法： （1）用流动水初步冲洗，去除血液、黏液等污染物（2分）。使用压力水枪进行管腔冲洗（2分）。拆卸后进行流动水冲洗（2分），精细附件应放在专用密纹清洗篮筐中清洗（1分）。 （2）采用医用清洗剂进行洗涤，在液面下刷洗（2分）。管腔内用软毛刷彻底刷洗（2分）。 （3）采用流动水冲洗管道及附件（2分），用压力水枪进行管腔冲洗（2分），管腔水流通畅（1分），喷射的水柱成直线、无分叉（1分）。应用软水、纯化水或蒸馏水进行彻底冲洗（2分）。 （4）根据管道材质不同采用湿热消毒法或酸性氧化电位水进行消毒（2分）。	

续表 5-37

项目	考核标准	得分
	5）机械清洗方法：根据厂家说明书正确将器械上架装载（2分），选择相对应的清洗消毒程序（2分）。 6）干燥：能耐高温的管道选用橡胶类干燥程序干燥（2分），不耐高温管道选用低温真空干燥柜或压力气枪进行彻底干燥（2分）。	
	2. 检查、保养与包装： 1）清洁度检查：对呼吸机管道进行全面的清洁度检查（1分），确保管道表面及接头应光洁（1分），无残留物（1分）、血迹（1分）、污渍（1分）、水垢（1分），如干燥不彻底，使用压力气枪干燥（1分），清洗质量符合标准（2分）。 2）功能检查：外观无变形损坏（1分），确保管道结构完整（1分），附件齐全无缺失（1分），连接紧固（1分），功能完好（1分）。 3）根据管道图示将拆卸的管道进行组合（1分）、装配（1分），并检查有无漏气（1分）及组装是否正确（1分），如安全阀损坏应更换组件。 4）单独包装并密封（1分），并标明科室（1分）、包装人员姓名（1分）、消毒或灭菌日期（1分）等信息。	
	3. 灭菌与储存发放： 1）包装完毕放入清洁存放架或柜内保存（1分），登记相关信息（1分）。 2）需要灭菌的管道，用适宜的包装材料（2分），根据器械厂家提供的使用指导要求，选择压力蒸汽灭菌或低温灭菌方法（1分）。 3）按照《医院消毒供应中心 第2部分：清洗消毒及灭菌技术操作规范（WS 310.2—2016）》的要求进行储存（1分）和发放（1分），确保灭菌后物品的无菌状态（1分）。	
三、整体评价（15分）	1.个人防护符合要求，操作规范（5分）。	
	2.各环节符合要求，配件齐全，无破损，包装严密，包外信息齐全，消毒、灭菌达标（5分）。	
	3.使用科室满意，无投诉，无纠纷（5分）。	
总分		
备注		

注意事项：

1.操作中轻拿轻放，注意功能部位的保护，尤其是边角处，力量应均匀，用力不要过猛，避免损坏。

2.必须彻底干燥，尤其注意管道内面干燥。

3.消毒后直接使用的呼吸机管道按照无菌原则进行包装，避免污染。

三十八、简易呼吸器处理操作考核标准

简易呼吸器处理操作考核标准见表5-38。

表5-38 简易呼吸器处理操作考核标准

项目	考核标准	得分
一、操作准备（15分）	1.评估环境：工作区域环境整洁（1分）、宽敞（1分）、明亮（1分），温湿度（1分）、机械通风的换气次数（1分）、照明符合《医院消毒供应中心第1部分：管理规范（WS 310.1—2016）》的规定（1分）。	
	2.自身准备：操作人员着装整洁规范（1分），符合标准预防的原则（1分）。	
	3.用物准备：清洗消毒与灭菌设备处于完好备用状态（1分），各种辅助设备设施准备齐全（1分）。清洗消毒、灭菌操作过程中使用的耗材符合国家相关要求（1分），准备齐全（3分），并与所处理的物品、器械及器具材质相适应（1分）。	
二、操作步骤（70分）	1.清洗消毒： 1）清点器具数量（1分），注意器具及附件是否完整（1分），数量登记准确（1分），录入无误（1分）。 2）按照管道的污染程度（1分）、材质（1分）等特点进行合理分类（1分）。可拆卸部分必须拆开至最小单位（1分）。 3）遵循器械厂家说明书选择正确的清洗消毒方法（1分）。 4）手工清洗方法： （1）用流动水初步冲洗（1分），去除血液、黏液等污染物（1分）。拆卸后用流动水冲洗（1分），器具细小附件放在专用的密纹清洗篮筐中（1分），与球囊配套防止混淆丢失（1分）。 （2）采用医用清洗剂进行洗涤（1分），在液面下刷洗（1分）。囊腔内用软毛刷彻底刷洗（1分）。 （3）采用流动水冲洗囊体及附件（1分），应用软水、纯化水或蒸馏水进行彻底冲洗（1分）。 （4）采用湿热消毒法或酸性氧化电位水进行消毒（1分）。采用低温真空干燥柜等方式进行彻底干燥（1分）。 5）机械清洗方法：根据厂家说明书正确将器械上架装载（1分），选择相对应清洗消毒程序（1分）。	

项目	考核标准	得分
	2. 检查、保养与包装： 1）清洁度检查：对简易呼吸器进行全面的清洁度检查（1分），确保气囊表面（1分）及储气袋（1分）光洁（1分），无残留物（1分）、血迹（1分）、污渍（1分）、水垢（1分），如干燥不彻底，用压力气枪干燥（1分）。储气袋用低温真空干燥柜干燥（1分），清洗质量符合标准（1分）。 2）检查零部件：取下单向阀和储气袋（1分），挤压球体（1分），将手松开（1分），球体应很快地自动弹回原状（1分）。将出气口用手堵住（1分），挤压球体时，球体不易被压下（1分）；如果发觉球体慢慢地向下漏气，应检查进气阀是否组装正确（1分）。将储气阀和储气袋接在一起（1分），将气体挤入储气阀（1分），使储气袋膨胀（1分），将接头堵住（1分），挤压储气袋气体自储气阀溢出（1分）。如未能察觉溢出，检查安装是否正确（1分），单向阀接上球体（1分），并在接头处接上储气袋（1分），挤压球体（1分），单向阀会张开（1分），使得储气袋膨胀（1分），如储气袋没有膨胀，检查单向阀（1分）、储气袋（1分）是否组装正确（1分）。 3）根据器械图示将拆卸的器具进行重新组合（1分）、装配（1分），并检查有无漏气（1分）及组装是否正确（1分），如安全阀损坏应更换组件。单独包装并密封（1分），并标明科室（1分）、包装人员姓名（1分）、消毒或灭菌日期（1分）等信息。	
	3. 灭菌与储存发放： 1）包装完毕放入清洁存放架或柜内保存（1分），登记相关信息（1分）。 2）需要灭菌的简易呼吸器，用适宜的包装材料（1分），根据器械厂家提供的使用指导要求，选择压力蒸汽灭菌或低温灭菌方法（1分）。 3）按照《医院消毒供应中心 第2部分：清洗消毒及灭菌技术操作规范（WS 310.2—2016）》的要求进行储存（1分）和发放（1分），确保灭菌后物品的无菌状态（2分）。	
三、整体评价（15分）	1. 个人防护符合要求，操作规范（5分）。	
	2. 各环节符合要求，配件齐全，无破损，包装严密，包外信息齐全，灭菌达标（5分）。	
	3. 使用科室满意，无投诉，无纠纷（5分）。	
总分		
备注		

注意事项：

1.操作中轻拿轻放，尤其是边角处，力量应均匀，用力不要过猛，避免损坏。

2.消毒后直接使用的简易呼吸器按照无菌原则进行包装，避免污染。

3.处理的简易呼吸器必须是可重复使用的，一次性配件一次性使用，不应回收处理。

4.确保干燥彻底，附件组装正确。

第六章　消毒供应中心岗位职责

一、管理岗位（护士长）说明书

管理岗位（护士长）说明书见表6-1。

表6-1　管理岗位（护士长）说明书

一、基本资料			
岗位名称	消毒供应中心护士长	直接上级	护理部
所属部门	消毒供应中心	直接下级	消毒供应中心各级人员
二、工作内容			
（一）工作概况			
在业务副院长、护理部、医院感染管理部门、科护士长领导下健全消毒供应中心规章制度、人员岗位职责及工作流程，落实各项目标责任制，负责消毒供应中心环境、设备、医院感染管理及业务发展、教育培训、科研等工作。			
（二）工作职责			
管理职责	1.在医院感染管理部门、护理部主任、科护士长的领导下，根据护理部工作计划制订本科室工作计划并组织实施，进行年度总结。 2.制定各级人员工作职责及工作细则，每年修订一次。 3.负责组织制定消毒供应中心规章制度、操作规程、工作流程、质量标准等文件，每年修订一次。 4.制订并完善突发停电、停水、停汽及清洗消毒、灭菌设备故障等突发事件的应急预案及处理流程。		

续表 6-1

	5.合理配备人力资源，根据工作量动态排班，确保工作有序、高效运转。 6.建立质量评价指标及质量持续改进制度，定期实施质量监管，并进行质量分析，达到质量持续改进。 7.督促检查科室工作人员严格执行消毒供应中心工作流程、技术操作规程，落实岗位职责，防范差错及医院感染事件的发生。 8.负责科室设备仪器耗材的管理，做好库存物品进出管理，协助设备科、后勤保障科进行清点维护管理。 9.组织制订护理科研、教学、培训计划，并督促实施，提高员工专科水平，解决业务疑难问题，不断提高服务质量和工作效率。 10.督促检查科室优质护理开展情况，定期组织人员深入临床各科室，征求意见，满足临床需求，对存在的问题进行讨论、分析、总结，并提出整改措施，对措施落实情况进行评价，持续改进工作。 11.树立/培养成本意识，参与成本管理，控制科室运行成本，减少损耗。 12.科学、合理进行护理人员排班，分层次管理，注重人力搭配，保证工作质量。 13.负责科室团队建设及良好氛围的营造。 14.正确评价护理管理、教学、科研等方面的成绩和问题，完成护士长手册的书写，做好护理工作月、季度、年的工作总结。
业务职责	1.按照《医院消毒供应中心 第 1 部分：管理规范（WS 310.1—2016）》的要求，负责全院可重复使用医疗器械的清洗消毒、灭菌、回收、下送以及一次性无菌物品管理。 2.组织开展护理科研、新业务、新技术，总结经验，撰写护理论文。 3.组织做好无菌物品质量控制及消毒、灭菌效果监测工作，并做好资料收集工作。

三、任职资格

（一）基本要求

从业资格	执业资格：护士执业证书。 技术职称：主管护师及以上职称。
教育培训	教育要求：护理专业大专及以上学历。 培训要求：护理管理岗位培训、法律知识培训、人际沟通培训、护理业务培训。

续表 6-1

工作经验	临床工作：5 年以上临床护理工作经验。 管理工作：1 年以上本专业责任组长工作经验。

（二）知识技能要求

基础技能 要求	1. 经过护理管理岗位培训，掌握护理管理知识。 2. 掌握并保持专业发展的领先水平，能处理专业复杂疑难问题。 3. 熟悉国内外专业发展趋势及新技术信息，能解决专业工作中的疑难问题。 4. 熟悉国家相关法律法规及行业标准，掌握医院感染管理及职业暴露防护相关知识。 5. 具备计算机应用能力，能够应用科学的方法进行质量分析及改进。
工作能力 要求	1. 有较强的领导能力、计划制订和执行能力：能贯彻执行护理部的各项工作安排，针对本部门各项工作制订相应计划并能够不断进行监督和效果评价。 2. 良好的沟通协调能力：能够协调各部门及各专业人员之间的关系，保持科室成员之间良好和谐的工作氛围。 3. 具有一定的科研能力：善于发现问题并能够通过科研手段解决问题，促进专业水平不断提高。能够指导下级人员开展科研工作。 4. 有较强的语言、文字表达能力和教学能力：能够承担本专业各层级护理人员临床教学的组织、管理、实施与效果评价。 5. 有较强的判断能力与应急处理能力：能够对所处环境做出客观判断，处理各种突发的紧急事件。
其他要求	1. 有敏锐的观察能力。 2. 有较强的判断能力和应急处理能力。 3. 有良好的管理能力。

（三）基本素质要求

1. 身心健康，为人正直，积极进取，开拓创新，恪尽职守，具有良好的个人素养和高尚的职业道德素质。
2. 热爱本职工作，做事公平、公正，具有大局意识和包容胸怀。
3. 具有良好的团队合作精神，工作细心、周到、耐心，具有良好的服务意识、敬业精神和奉献精神。
4. 具有较强的事业心和责任感。
5. 具有良好的组织管理能力、决断能力、沟通能力、协调能力和人际关系。

（四）培训要求

1. 医院层面的相关培训每年 10 次及以上，每年一次及以上的外出学习培训。
2. 管理能力、人文知识培训。
3. 消毒供应中心相关的国家标准、法律法规培训。
4. 消毒供应中心专科新知识新技能的培训。
5. 护理服务技能与沟通技能培训。

四、工作权限

1. 科室护理工作相关制度及工作计划执行情况的监督检查权。
2. 科室护理人员的指导、监督及考核权。
3. 科室护理人员岗位调配权。
4. 科室护理人员的奖、惩、升、降建议权。
5. 科室进修护士、实习护生、专科护士学员的工作指导权。

五、工作质量评价标准

1. 管理目标明确，有年计划、季重点、月安排，年终有总结，目标管理达标。
2. 医院各项指令贯彻执行高效、优质。
3. 质控组织系统健全，定期组织质控检查、讲评，体现持续质量改进及可追溯，各项护理质量指标达标。
4. 一次性医疗物品管理规范，账物相符。
5. 根据人员的工作量、质量、工作的强度和技术要求，科学排班，达到能级对应。
6. 各类清洗消毒、灭菌器材及设备管理规范，定期监测各类灭菌设备效能，无安全事故发生。
7. 布局流程符合医院感染管理相关要求，医院感染管理相关规章制度落实到位，各项监测达标。
8. 各项规章制度及操作规程健全，并有效落实。
9. 按时参加护士长会议，并及时传达会议精神，完成护理部安排的各项工作。
10. 不良事件上报及时，并组织分析及整改。
11. 护理人力资源符合要求，成本管理有效落实。
12. 完成各层级护理教学计划，教学质量达标。
13. 完成护理科研年度计划。
14. 科室有良好的工作氛围，凝聚力强。
15. 资料记录及归档管理规范，各类报表上报及时。

二、管理辅助岗位（副护士长）说明书

管理辅助岗位（副护士长）说明书见表6-2。

表6-2 管理辅助岗位（副护士长）说明书

一、基本资料			
岗位名称	消毒供应中心副护士长	直接上级	消毒供应中心护士长
所属部门	消毒供应中心	直接下级	消毒供应中心各级人员
二、工作内容			

（一）工作概况

在护理部、科护士长的领导下，协助护士长建立健全消毒供应中心规章制度、人员岗位职责、工作流程及质量标准，落实各项目标责任制，主要负责消毒供应中心护理岗位培训、教学、仪器、设备管理、感染管理及工人管理，并协助护士长做好护理质控、业务发展、科研及各项行政管理等工作。

（二）工作职责

管理职责

1. 在护理部主任、医院感染管理部门主任及科护士长的领导下，协助护士长做好科室护理管理，主要分管科室护理质控、院感和工人培训等工作。

2. 护士长不在时做好科室管理工作，合理安排各岗位人力资源，有权调动本班护士，发现问题及时与护士长沟通，发现差错及时登记、汇报、处理。

3. 协助护士长制订科室岗位培训计划、教学计划、质控计划、院感计划等，并组织实施，及时考核、评价效果。不断提高服务质量和工作效率。

4. 协助护士长定期修订科室工作制度、操作流程及质量标准。

5. 协助护士长开展护理科研、新业务、新技术，总结经验，撰写护理论文。

6. 协助护士长做好与各临床科室之间的协调与沟通。

7. 动态掌握各层级护士思想动态，加强护士思想教育工作，督促检查劳动纪律和服务态度。帮助护士树立"以临床为中心"的服务理念。

8. 督导科室人员维护环境整洁及消防安全检查。

9. 督导科室人员工作流程的执行情况及工作质量。

10. 协助护士长督导科室优质护理开展、回收、下送情况，满足临床需求。定期组织人员深入临床各科室，征求意见，检查所供应的医疗器材、敷料的使用情况和服务质量，持续改进工作。

续表 6-2

	11.负责科室仪器、设备、物资管理，定期检查和维护，保障仪器设备、抢救物品完好备用。做好物资管理，有效控制运营成本。 12.做好各级人员的医院感染知识培训，定期检查各种消毒、灭菌工作的执行情况及医疗废物处置情况，加强手卫生管理，做好医院感染管理工作。 13.树立／培养成本意识，参与成本管理，控制科室运行成本，减少损耗。
业务职责	1.按照《医院消毒供应中心 第1部分：管理规范（WS 310.1—2016）》的要求，协助护士长做好全院医疗器械的清洗消毒、灭菌以及一次性无菌物品管理。 2.组织开展护理科研、新业务、新技术，总结经验，撰写护理论文。 3.做好无菌物品质量控制及消毒、灭菌效果监测工作。

三、任职资格

（一）基本要求

从业资格	执业资格：护士执业证书。 技术职称：主管护师及以上职称。
教育培训	教育要求：护理专业大专及以上学历。 培训要求：管理岗位培训、法律知识培训、人际沟通培训、护理业务培训。
工作经验	临床工作：5年以上临床护理工作经验。 管理工作：1年以上本专业责任组长工作经验。

（二）知识技能要求

基础技能要求	1.经过护理管理岗位培训，掌握护理管理知识。 2.掌握专业相关的知识技能，能处理专业复杂疑难问题。 3.熟悉国内外专业发展趋势及新技术信息，能解决专业工作中的疑难问题。 4.熟悉国家相关法律法规及行业标准，掌握医院感染管理及职业暴露防护相关知识。 5.熟悉护理科研及教学基本知识。 6.具备计算机应用能力。

续表 6-2

专业能力 要求	1. 有较强的领导能力、计划制订和执行能力：能贯彻执行护理部的各项工作安排，能协助护士长针对本部门各项工作制订相应计划并能够不断进行监督和效果评价。 2. 良好的沟通协调能力：能够协助护士长协调各部门及各专业人员之间的关系，保持科室成员之间良好和谐的工作氛围。 3. 具有一定的科研能力：善于发现问题并能够通过科研手段解决问题，促进专业水平不断提高。能够指导下级人员开展科研工作。 4. 有较强的语言、文字表达能力和教学能力：能够承担专业各层级护理人员临床教学的组织、管理、实施与效果评价。 5. 有较强的判断能力与应急处理能力：能够对所处环境做出客观判断，处理各种突发的紧急事件。
其他要求	1. 有敏锐的观察能力。 2. 有较强的判断能力和应急处理能力。 3. 有良好的管理能力。

（三）基本素质要求

1. 身心健康，为人正直，积极进取，开拓创新，恪尽职守，具有良好的个人素养和高尚的职业道德素质。
2. 具有良好的团队合作精神，工作细心、周到、耐心，具有很强的服务意识和奉献精神。
3. 具有较强的事业心和责任感。
4. 良好的组织管理能力、决断能力、沟通能力、协调能力和人际关系。

（四）培训要求

1. 医院层面的相关培训每年 10 次及以上，科室层面全部培训，每年一次的外出学习培训。
2. 管理能力、人文知识培训。
3. 消毒供应中心相关的国家标准、法律法规培训。
4. 消毒供应中心专科新知识新技能的培训。
5. 护理服务技能与沟通技能培训。

四、工作权限

1. 科室护理工作相关制度及工作计划执行情况的监督检查权。
2. 科室护理人员的指导、监督及考核权。
3. 科室护理人员岗位调配权。
4. 科室护理人员的奖、惩、升、降建议权。
5. 科室进修护士、实习护生、专科护士学员的工作指导权。

续表 6-2

五、工作质量评价标准
1. 管理目标明确，分管工作有年计划、季重点、月安排，年终有总结，目标管理达标。
2. 医院各项指令贯彻执行及时、有效。
3. 仪器设备、药品、物资等管理规范，无过期浪费现象。
4. 各级人员认真履行岗位职责，执行规章制度和操作规程，各项护理质量指标达标。
5. 医院感染管理相关规章制度、措施落实到位，各项监测指标达标，有记录。
6. 质控组织系统健全，定期协助组织质控检查，有记录，存在问题有讲评，有改进措施体现护理持续质量改进并且可追溯。
7. 安全管理到位，无重大不良事件发生。对护理投诉及不良事件，做到及时上报，落实整改，有分析、讨论、总结资料。
8. 科室业务学习、护理查房、临床教学计划落实，有定期考核和评价记录。
9. 完成科室护理科研、论文撰写的年度计划。
10. 资料记录及归档管理规范，各种报表上报及时、准确。
11. 工人工作达标，有培训、考核记录。
12. 与医院其他部门沟通、配合良好。

三、责任组长岗位说明书

责任组长岗位说明书见表6-3。

表6-3　责任组长岗位说明书

一、基本资料			
岗位名称	责任组长	直接上级	护士长
所属部门	消毒供应中心	直接下级	责任护士、实习护士、进修护士
二、工作内容			
（一）工作概况			
在护士长领导下，负责清洗、灭菌效果监测以及各环节流程质量控制；负责实习护士、进修护士带教工作和科内护士操作培训与技能考核；协助护士长进行教学、科研、撰写论文等工作。			

续表 6-3

（二）工作职责	
业务职责	1. 能胜任各区域所有工作岗位。 2. 掌握专业知识和操作技能（包括医院感染相关知识，设备操作技能、突发事件处理等）。 3. 负责整理所有监测资料，妥善保存。 4. 负责收集各区意见反馈。 5. 下班前认真检查各区完成情况。 6. 承担并参与科室护理查房、业务学习；加强新业务新技术培训。 7. 了解专业国内外新进展、新技术、新理念，不断提高业务水平。 8. 具有一定的沟通协调能力。
管理职责	1. 在护士长领导下，督导科室人员认真执行各项规章制度和技术操作规程，履行各班职责，严防差错和安全事故的发生。 2. 协助护士长做好科室管理工作，护士长不在岗时，负责临时性、紧急、重要的任务安排，并及时汇报。
教研职责	1. 具备一定的教学经验、表达能力、沟通协调能力、管理能力。 2. 负责责任护士、新进护士、实习护士、进修护士的带教工作，督促和检查全科人员认真执行培训和带教计划，并持续改进，不断提高教学水平及满意度。 3. 积极撰写论文，同时指导其他护士撰写论文。 4. 积极协助、参与科室的科研、技术革新计划。
三、任职资格	
从业资格	1. 注册护士。 2. 从事本专业 2 年以上。
教育要求	护理专业大专及以上学历。
基本素质	1. 身心健康，具有良好的个人素养、高尚的职业道德。 2. 慎独精神好，高度的责任心。 3. 团结协助、积极进取、无私奉献、勇于创新。 4. 良好的沟通协调、应急能力。 5. 高水平的执行力。
知识水平	1. 基础和专业的护理理论知识、操作技能扎实过硬。 2. 精通专业业务，掌握专业国内外护理发展动态。 3. 熟悉应用计算机办公软件系统。 4. 熟悉相关人文学科知识及法律法规。

能力要求	1. 较强的业务工作能力。 2. 良好的沟通协调能力。 3. 良好的组织、应变能力。 4. 管理、教学、撰写论文、科研能力。

四、工作权限
1. 科室护理业务发展、质量管理、各项教学与科研工作的建议权。 2. 科室工作执行情况的监督权。 3. 下级护士、实习护士、进修护士的培养及指导权。

五、工作质量评价标准
（一）业务及管理方面
1. 全面了解分管区域的情况，各区工作落实情况到位。 2. 手卫生依从率达75%以上。 3. 各区记录准确、及时、真实、全面，资料收集完整。 4. 护理核心制度、各项护理操作规程落实到位，无不良事件、纠纷、投诉。 5. 急救技能熟练，能组织突发事件的处理工作。
（二）教研方面
1. 完成带教工作和教学活动。 2. 结合科室实际案例，针对性进行示教。 3. 能获取护理学科前沿信息，及时制定、完善和修订护理常规、流程，适应学科发展。 4. 每年发表论文1篇及以上。

四、责任护士（无菌物品发放）岗位说明书

责任护士（无菌物品发放）岗位说明书见表6-4。

表6-4　责任护士（无菌物品发放）岗位说明书

一、基本资料			
岗位名称	责任护士（无菌物品发放）	直接上级	护士长
所属部门	消毒供应中心	直接下级	N1～N2级护士、实习护士、进修护士及工人

续表 6-4

二、工作内容	
（一）工作概况	
在护士长及责任组长的领导下，负责无菌物品存放区的管理和所有无菌物品及高水平消毒物品的存储及发放工作。	
（二）工作职责	
业务职责	1. 严格执行《医院感染管理制度》《消毒隔离制度》《无菌物品存放区工作制度》。 2. 物品按标准要求存储，发放时按照先入先出的原则并做到"四查对"（品名、数量、包装、有效期）。消毒物品与灭菌物品分架放置；有"急件"放置区域及标识。 3. 负责无菌物品存放区的规范管理。各类物品严格归类定点放置整齐，标识清楚醒目，保持工作区域清洁。 4. 负责各组下送无菌物品种类、数量的准备，发放时双人核对。如有不符应立即查明原因，以免物品丢失。 5. 负责灭菌物品检查，项目主要包括湿包情况、灭菌包信息（物品名称、包外化学指示剂变色情况、灭菌日期、失效日期、锅号、锅次、责任人）、包装完整性等，并记录检查结果。做到不发湿包、过期包、落地包；灭菌物品结束后需冷却达30分钟后再行卸载发放。 6. 负责当班期间每锅压力蒸汽灭菌完成时，与消毒灭菌员共同认真核对灭菌后化学指示剂变色情况，打印物理监测记录，记录生物监测结果，并将查对结果记录备案，双方签名。如发现异常，应立即查找原因报告护士长，该锅次物品不得发放，所有物品返回按流程重新处理。 7. 下班前关闭门窗、电源、计算机，确保安全。
管理职责	1. 在护士长领导下，做好无菌区的资料登记工作。 2. 负责每月工作量的统计及各临床科室的消耗汇总。 3. 临床科室借物时，需严格履行登记手续。超过1周未归还者，应电话催还。无菌物品有效期不足3日者停止发放。 4. 做好对外服务并做好相关记录。
教研职责	1. 积极做好新进护士、实习护士、进修护士的临床带教。完成各级教学计划。 2. 积极协助、参与科室的科研、技术革新计划。
三、任职资格	
从业资格	1. 注册护士。 2. 从事本专业工作2年以上。

教育要求	护理专业中专或以上学历。
基本素质	1. 身心健康，具有良好的个人素养、高尚的职业道德。 2. 慎独精神好，高度的责任心。 3. 团结协助、积极进取、无私奉献、勇于创新。 4. 良好的沟通协调、应急能力。 5. 高水平的执行力。
知识水平	1. 掌握基础护理学专业理论。 2. 熟悉医院消毒、灭菌基础知识。 3. 具有较好的医院感染相关知识的基础和良好的消毒隔离知识。 4. 具备评估灭菌包是否达到灭菌要求的能力。 5. 熟悉消毒供应中心常用物品周转情况。
能力要求	1. 较强的责任心。 2. 较强的业务工作能力。 3. 良好的沟通协调能力。 4. 良好的组织、应变能力。

四、工作权限

1. 工作改进及优化的建议权。
2. 下级护士、实习护士、进修护士及工人的指导权。
3. 合理化建议权。

五、工作质量评价标准

1. 仪表、着装符合要求。
2. 严格遵守本区域规章制度及操作规程，无护理不良事件发生。
3. 各类无菌物品存储规范，符合标准要求，无过期物品。
4. 所管辖区域整洁、安全；温湿度及空气监测符合标准要求。
5. 资料收集完整，记录准确、及时、真实、全面。
6. 手卫生依从率达 75% 以上。
7. 临床对工作无投诉，满意度达 95% 以上。

五、责任护士（检查包装）岗位说明书

责任护士（检查包装）岗位说明书见表6-5。

表6-5 责任护士（检查包装）岗位说明书

一、基本资料			
岗位名称	责任护士（检查包装）	直接上级	护士长
所属部门	消毒供应中心	直接下级	N1 ~ N2 级护士层、实习护士、进修护士及工人
二、工作内容			
（一）工作概况			
在护士长及责任组长的领导下，负责检查包装及灭菌区环境、设备的日常维护管理和所有器械的干燥、性能检查、保养、装配及包装工作。			
（二）工作职责			
业务职责	1. 严格执行《医院感染管理制度》《消毒隔离制度》《检查包装及灭菌区工作制度》。 2. 负责检查各类器械包的数量、规格、清洗质量、器械功能。严格执行查对制度，保证器械包内物品齐全、使用性能良好，器械质量符合要求，物品名称、追溯标识清楚，包内指示卡规范放置。 3. 每日测试封口机性能并做好记录。负责打印标签并核对。 4. 及时评估包装质量，进行质量控制及持续性改进。 5. 负责登记各种信息，有问题及时沟通。 6. 负责器械管理，有基数，分类标识清楚。报废器械及时更换，每月上报护士长，以旧换新，定期补充，保证使用。 7. 工作结束后保持台面整洁，物品放置有序。下班前关闭门窗、电源、计算机，确保安全。		
管理职责	1. 在护士长领导下，负责检查包装及灭菌区设备的日常维护和使用及器械的处理。 2. 负责本区各类物品整理、分类存放，维护环境整洁。 3. 下班前关闭本区域电源（灯、计算机、空调等）和门、窗，确保安全。		
教研职责	1. 积极做好新进护士、实习护士、进修护士的临床带教。完成各级教学计划。 2. 积极协助、参与科室的科研与技术革新计划。		

续表 6-5

三、任职资格	
从业资格	注册护士。
教育要求	护理专业中专及以上学历。
基本素质	身心健康，具有良好的个人素养、高尚的职业道德。 慎独精神好，高度的责任心。 团结协助、积极进取、无私奉献、勇于创新。 良好的沟通协调、应急能力。 高水平的执行力。
知识水平	接受各种临床诊疗包、专科器械包、手术器械包及敷料包的检查、保养、包装培训，并考核合格。 熟练掌握各种器械包、敷料包的配置及器械功能结构、注意事项。 掌握不同包装材料的包装方法及注意事项。 掌握封口机操作及性能验证方法。 具有评价包装质量的能力，并不断提出对包装过程进行质量控制和持续改进的方法。
能力要求	较强的责任心。 较强的业务工作能力。 良好的沟通协调能力。 良好的组织、应变能力。

四、工作权限

1. 工作改进及优化的建议权。
2. 下级护士及工人的指导权。
3. 合理化建议权。

五、工作质量评价标准

1. 严格执行本区域规章制度，无不良事件发生。
2. 配置包品种、规格、数量、标签准确无误。
3. 各区记录准确、及时、真实、全面。
4. 手卫生依从率达 75% 以上，物表台面、温、湿度及空气监测符合标准要求。
5. 所管辖区域整洁、环境安静、安全。
6. 按计划完成各项培训，考试合格。

六、责任护士（回收、清洗）岗位说明书

责任护士（回收、清洗）岗位说明书见表6-6。

表6-6　责任护士（回收、清洗）岗位说明书

一、基本资料			
岗位名称	责任护士（回收、清洗）	直接上级	护士长
所属部门	消毒供应中心	直接下级	N1～N2级护士、实习护士、进修护士及工人
二、工作内容			
（一）工作概况			
在护士长及责任组长的领导下，负责去污区环境、设备的日常维护管理和所有可重复使用器械、器具和物品的回收、清点、分类工作。			
（二）工作职责			
业务职责	1.严格执行《消毒供应中心医院感染管理制度》《消毒隔离制度》《去污区工作制度》。 2.做好标准预防（戴防护手套，穿防水鞋，穿防护服，戴圆帽、口罩、防护面罩或护目镜等）。 3.负责全院科室可重复使用物体的回收、清点、分类、登记汇总及清洗工作，及时发现物品数量及功能异常，如不相符时及时与相关科室联系。 4.负责清洗设备运行前安全检查（包括清洗消毒机及清洗架各部件性能完好备用，医用清洗剂、润滑剂充足备用，泵管通畅等）及该区域设备的日常维护（内腔、外部表面、滤网清洁卫生及去污区台面、抽屉、水池、下水道清洁卫生）及运行记录。 5.按要求配置各类医用清洗剂、润滑剂、除锈剂、消毒剂，掌握其有效浓度、浸泡时间及影响因素。检查水处理系统及酸性氧化电位水生成器运转情况并登记。 6.评估清洗消毒质量，定期检查工作流程执行效果，不断完善清洗流程，提高清洗质量。 7.严格遵守操作规程，不得擅自离开工作岗位。工作结束，及时清理清洗槽内残留物，保持机器内外清洁卫生干燥，负责本区域内各种清洗工具、车辆、分类台的清洁、消毒、干燥、保养工作，关闭电源、水源。 8.每日11:00—13:00、19:00—21:00进行空气消毒。		

续表 6-6

管理职责	1.在护士长领导下，负责去污区环境、设备的日常维护及管理工作。 2.督促工人每日做好用物（回收用物、清洗用物）消毒处理，干燥备用。
教研职责	1.积极做好新进护士、实习护士、进修护士的临床带教。完成各级教学计划。 2.积极协助、参与科室的科研、技术革新计划。

三、任职资格

从业资格	注册护士。
教育要求	护理专业中专及以上学历。
基本素质	1.身心健康，具有良好的个人素养、高尚的职业道德。 2.具有良好的团队合作精神，高度的责任心。 3.具有一定的组织管理能力、决断能力，良好的沟通能力、协调能力和应急能力。
知识水平	1.掌握去污区各种设备、设施操作维护的技能，并具备识别设备故障的技能。 2.熟悉临床各种治疗包、手术器械、外来医疗器械、专科器械等的结构和性能特点。 3.具有评价器械、物品清洗质量合格与否的能力。 4.能及时与相关科室进行有效沟通。 5.能认真履行岗位职责。
能力要求	1.较强的业务工作能力。 2.良好的沟通协调能力。 3.良好的组织、应变能力。 4.高水平的执行力。

四、工作权限

1.工作改进及优化的建议权。
2.下级护士及工人的指导权。
3.合理化建议权。

五、工作质量评价标准

1.仪表、着装符合要求。
2.严格遵守本区域规章制度及操作规程，无护理不良事件发生。
3.清洗后的器械光洁，无污迹。
4.各种清洗剂、器械润滑剂、除锈剂、化学消毒剂配制符合标准要求。
5.设备处于完好状态。
6.操作台面整洁，温度、湿度及空气监测符合标准要求。
7.各项记录及时、准确、完整。

七、责任护士（一次性物品管理）岗位说明书

责任护士（一次性物品管理）岗位说明书见表6-7。

表6-7　责任护士（一次性物品管理）岗位说明书

一、基本资料			
岗位名称	责任护士（一次性物品管理）	直接上级	护士长
所属部门	消毒供应中心	直接下级	N1～N2级护士、实习护士、进修护士及工人
二、工作内容			
（一）工作概况			
在护士长及责任组长的领导下，负责完成全院一次性无菌物品的管理及发放工作。			
（二）工作职责			
业务职责	1. 做好一次性物品的库房管理，物品摆放有序、标识醒目、清洁整齐。 2. 严格执行《一次性医疗用品管理办法》，严把质量关，加强对一次性物品的验收工作。 3. 建立库房进出账目，对一次性物品的品种、数量、批号、灭菌日期、有效日期进行验收、登记入账。 4. 负责各类物品入库及拆除外包装，物品摆放有序，及时整理内务，保持室内整洁。 5. 根据临床科室需要拟订采购计划，做到批量购进、小量储存、避免积压。 6. 每日根据临床科室的计划打印下送单，统计科室发放数量，并按统计数量进行物品发放。要求数量准确、质量合格。 7. 每月底进行库存盘点，做到数目准确、账物相符。 8. 负责对一次性物品库房定期进行空气消毒（21：00—23：00），并做好记录。 9. 注意防火、防盗。		
管理职责	1. 在护士长领导下负责完成一次性物品的管理发放工作。 2. 负责一次性无菌医疗物品的出入库管理。 3. 每月负责各临床科室一次性耗材的汇总及报表。		
教研职责	1. 积极做好新进护士、实习护士、进修护士的临床带教。 2. 积极协助、参与科室的科研与技术革新计划。		

续表 6-7

三、任职资格	
从业资格	1. 注册护士。 2. 从事本专业工作 2 年以上。
教育要求	护理专业中专及以上学历。
基本素质	1. 身心健康，具有良好的个人素养、高尚的职业道德。 2. 慎独精神好，高度的责任心。 3. 团结协助、积极进取、无私奉献、勇于创新。 4. 良好的沟通协调、应急能力。 5. 高水平的执行力。
知识水平	1. 基础和专业的护理理论知识、操作技能扎实过硬。 2. 精通专业业务，掌握本专业国内外护理发展动态。 3. 熟练应用计算机办公软件系统。 4. 熟悉相关人文学科知识及法律法规。
能力要求	1. 较强的业务工作能力。 2. 良好的沟通协调能力。 3. 良好的组织、应变能力。 4. 管理、教学、撰写论文、科研能力。
四、工作权限	
1. 工作改进及优化的建议权。 2. 下级护士及工人的指导权。 3. 合理化建议权。	
五、工作质量评价标准	
1. 仪表、着装符合要求。 2. 库房管理规范，数目准确、账物相符。 3. 严格遵守本区域规章制度及操作规程，无护理不良事件发生。 4. 各类一次性物品存储规范，符合标准要求，无过期物品。 5. 所管辖区域整洁、安全；温度、湿度及空气监测符合标准要求。 6. 资料收集完整，记录准确、及时、真实、全面。 7. 手卫生依从率达 75% 以上。 8. 临床对工作无投诉，满意度达 95% 以上。	

第七章　消毒供应中心应急预案及处理流程

一、突发公共卫生事件应急预案及处理流程

（一）应急预案

1.发生突发公共卫生事件后，护士长进行整体工作部署协调，通知应急小组相关人员立即到岗，按需求做好应急物资的准备、转运，并将应急物资送到相关科室，及时保障供应。

2.科室应按规定储备能够应对一定规模突发公共卫生事件的一次性无菌物品和各种无菌物品。

3.应急物资专人管理、每日检查、及时补全，以备急用。

4.各岗位人员应培训到位，有应急意识。

（二）处理流程

突发公共卫生事件处理流程见图7-1。

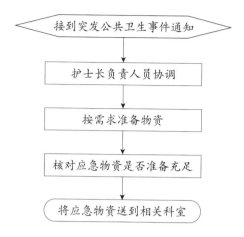

图7-1 突发公共卫生事件处理流程

二、停电应急预案及处理流程

（一）应急预案

1.接到停电通知，立即告知相关人员，及时与手术室及临床科室沟通，做好相应准备，同时立即告知科内工作人员优先处理急需、重要医疗器械，保证急需、重要医疗器械的供应。

2.遇到突发停电，立即切断正在使用中的灭菌器、清洗消毒器等仪器设备电源，以及蒸汽管道开关、水龙头开关，以防突然来电损伤仪器设备。

3.立即通知电工班及时查找停电原因，并报告护士长。

4.汇报给相关部门，协调可供电源，保障供给。

5.如停电时间较长，立即通知相关科室调整手术和治疗时间，必要时联系附近医院的消毒供应中心，保障临床科室诊疗工作正常进行。

6.电力供应恢复正常后检查各仪器设备运行情况。

7.做好相关事件记录。

（二）处理流程

停电处理流程见图7-2。

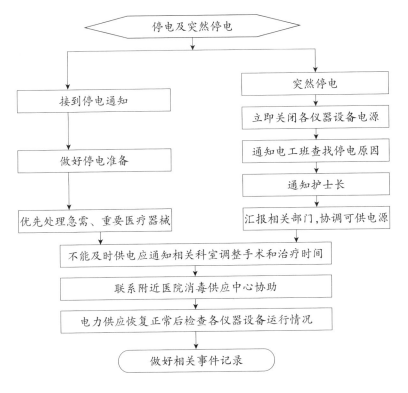

图7-2 停电处理流程

三、停水应急预案及处理流程

（一）应急预案

1.接到停水通知，立即告知相关人员，及时与手术室及临床科室沟通，做好相应准备，同时立即告知科内工作人员优先处理急需、重要医疗器械，保证急需、重要医疗器械的清洗消毒、灭菌。

2.遇到突发停水，立即关闭水龙头开关，以防突然来水造成泛水和浪费。关闭需用水仪器设备开关，如清洗消毒器、灭菌器、超声波清洗器等，以防无水导致的仪器设备损坏。

3.立即通知水泵房，及时查找停水原因并报告护士长。

4.汇报给相关部门，协调可供水源，保障供给。

5.如停水时间较长，立即通知相关科室调整手术和治疗时间，必要时联系附近医院的消毒供应中心，保障临床科室诊疗正常进行。

6.供水恢复正常后检查各仪器设备运行情况。

7.做好相关事件记录。

（二）处理流程

停水处理流程见图7-3。

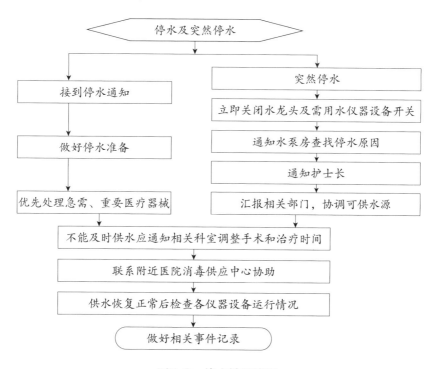

图7-3 停水处理流程

四、泛水应急预案及处理流程

（一）应急预案

1.发现泛水时，立即关闭总水阀门，通知水泵房抢修。

2.尽快关闭泛水范围内仪器设备的电源，仪器设备进水应暂停使用。

3.组织人员在最短的时间内转移物资，使损失降到最低。

4.及时查找泛水原因，尽快排出积水。

5.泛水停止后，应对环境进行清洁和相应消毒处理。

6.泛水停止后，仔细检查仪器设备的运行情况，保障物品清洗消毒、灭菌合格。

7.做好相关事件记录。

（二）处理流程

泛水处理流程见图7-4。

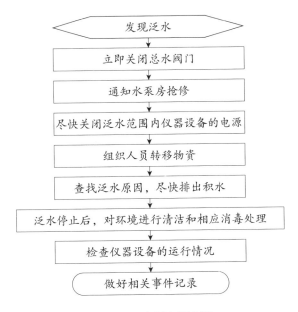

图7-4　泛水处理流程

五、停蒸汽应急预案及处理流程

（一）应急预案

1.接到停蒸汽通知，立即告知相关人员，及时与手术室及临床科室沟通，做好相应准备，同时立即告知科内工作人员优先处理急需、重要医疗器械，保证急需、重要医疗器械的清洗消毒、灭菌。

2.遇到突发停蒸汽，立即切断正在使用中的灭菌器、清洗消毒器、蒸汽阀等仪器设备电源，以防突然来气损伤仪器设备。

3.立即通知锅炉房及时查找停蒸汽原因，并报告护士长。

4.汇报给相关部门，协调可供蒸汽源，保障供给。

5.如停蒸汽时间较长，立即通知相关科室调整手术和治疗时间，必要时联系附近医院的消毒供应中心，保障临床科室诊疗正常进行。

6.供蒸汽恢复正常后，检查各仪器设备运行情况。

7.做好相关事件记录。

（二）处理流程

停蒸汽处理流程见图7-5。

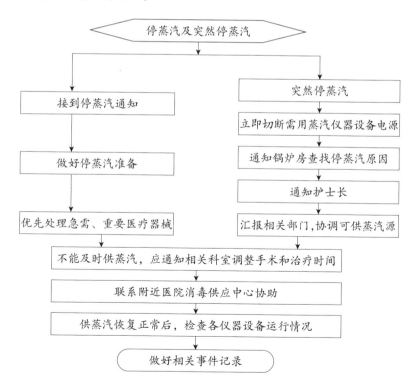

图7-5 停蒸汽处理流程

六、火灾应急预案及处理流程

（一）应急预案

1.初期火灾应急预案。

1）科室所有工作人员必须做到三知：知道紧急安全出口、知道消防器材储放位置、知道灭火器材正确使用方法。

2）任何岗位工作人员发现火灾险情，一定要保持头脑清醒。如果现场只有一人且火势很小，按照灭火的基本方法尽快扑灭火源。

3）发现电器设备、灯具起火时，首先切断电源，用灭火器迅速控制火势。

2.若判断火势不能控制，立即采取以下措施：

1）一边呼救，一边拨打院内消防控制室电话或报警电话、总值班电话。

2）应明确分工：第一发现者立即报警并切断电源、蒸汽；灭火组灭火，人员安全疏散组疏散人员，并转移易燃、易爆、贵重物资。

3.火灾逃生注意事项：

1）组织人员撤离时，应走安全通道，用湿毛巾捂住口鼻，尽可能弯腰以最低姿势撤离，减少浓烟吸入。

2）若经过火焰，应先将衣物打湿或以敷料裹住身体，迅速通过。

3）火灾逃生过程中，一定要关闭所有背后的门，能降低火和浓烟的蔓延速度。

（二）处理流程

火灾处理流程见图7-6。

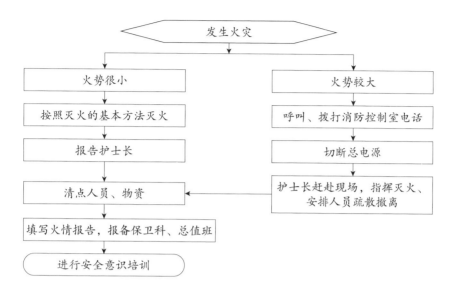

图7-6 火灾处理流程

七、地震应急预案及处理流程

（一）应急预案

1.地震来临时，工作人员应沉着冷静，关闭电源、水源、蒸汽源，尽力保障人员生命安全及国家财产安全。

2.发生地震时，立即组织人员疏散到安全地带，如花园、空地，并及时清点人数。

3.人员撤离应有序进行，从安全通道撤离。

4.发生强烈地震不能撤离时，叮嘱在场人员寻找可支撑的地方，蹲下或坐下，保护头颅，捂住口鼻。

5.维持秩序，避免发生混乱，并锁好门窗，防止有人趁火打劫。

6.善后处理：

1）地震结束后，应对物资进行清点，发现不符应及时上报。

2）对所有的仪器设备进行检查，发现问题及时上报医学工程科。

3）对环境进行清洁、消毒处理。

（二）处理流程

地震处理流程见图7-7。

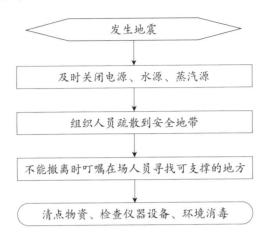

图7-7 地震处理流程

八、全自动清洗消毒器故障应急预案及处理流程

（一）应急预案

1.立即查找设备故障的原因，考虑蒸汽压力、水压、清洗剂是否足够，尽快找到原因解决问题。

2.短时间内无法正常使用时，立即改用其他清洗消毒器或手工清洗，并及时适当增加去污区的人力。

3.必要时通知相关科室调整手术和治疗时间，联系附近医院的消毒供应中心协助灭菌，保障临床科室诊疗正常进行。

4.如为机器故障，立即通知专业维修人员。

5.做好相关事件记录。

（二）处理流程

全自动清洗消毒器故障处理流程见图7-8。

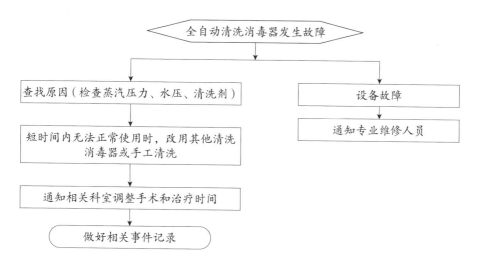

图7-8 全自动清洗消毒器故障处理流程

九、压力蒸汽灭菌器故障应急预案及处理流程

（一）应急预案

1.立即查看安全阀、压力表是否正常运行，蒸汽压力、水压、气压是否足够。

2.若为安全阀、压力表失灵，开机前发现，严禁开启压力蒸汽灭菌器，并立即通知设备维修部门查找原因，尽快维修；运行时出现故障，应紧急关闭压力蒸汽灭菌器电源、蒸汽总阀门、总电源，通知护士长。

3.如B-D测试不合格，应再次进行B-D测试，合格后方能使用；如B-D测试再次不合格，需立即停止使用，查明原因，并进行维修。

4.若测漏试验不合格，需立即停止使用该压力蒸汽灭菌器，查明原因并进行维修。

5.若开机时出现超高温、超高压，应立即关闭压力蒸汽灭菌器电源，通知设备维修部门对铂热电阻压力探头进行检测、维修；若运行时出现超高温、超高压，应按下急停按钮，关闭压力蒸汽灭菌器电源、蒸汽总阀门、总电源，通知设备维修部门，报告护士长。

6.短时间内无法正常使用时，立即改用其他设备。

7.优先急需、重要医疗器械的灭菌。

8.必要时通知相关科室调整手术和治疗时间，联系附近医院的消毒供应中心协助灭菌，保障临床科室诊疗正常进行。

9.做好相关事件记录。

（二）处理流程

压力蒸汽灭菌器故障处理流程见图7-9。

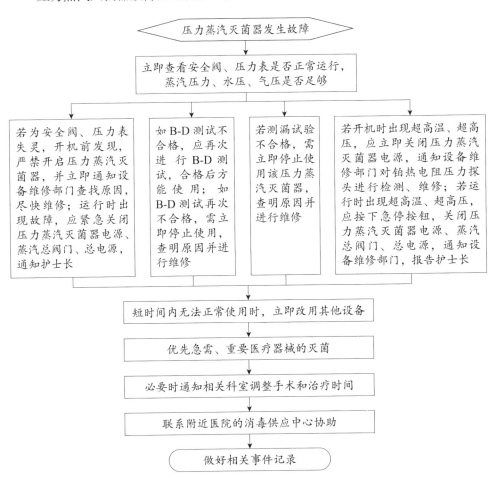

图7-9 压力蒸汽灭菌器故障处理流程

十、锐器伤应急预案及处理流程

（一）应急预案

1.局部处理措施。

1）立即在伤口旁轻轻挤压（从近心端向远心端挤压），依靠重力作用尽可能使损伤处的血液流出。

2）用肥皂水和流动水进行冲洗。

3）伤口冲洗后，用消毒剂（如75%乙醇、安尔碘或0.5%碘伏）进行消毒，必要时用防水敷料包扎伤口。如需继续工作则必须戴手套。

2.黏膜暴露处理措施：用生理盐水反复冲洗污染的黏膜，直至冲洗干净。

3.报告及随访。

1）当事人尽快报告护士长及医院感染管理部门。

2）登录系统填写《医务人员血液、体液职业暴露处置表》。

3）通知感染科医生（感染科护士接到暴露者电话后通知感染科二线医生）登录系统填写《血源性病原体职业暴露检验申请单》，电话通知急诊检验室工作人员。

4）当事人到急诊检验室，采集血样（采血后2小时内急诊检验室出具纸质报告）。检验者登录系统填写相关信息。

5）当事人持检验报告到感染科，由感染科医生给予评估，提供预防用药方案。感染科医生登录系统填写《医务人员血液、体液职业暴露处置表》相应栏目并提交。

6）需预防用药者，由感染科医生开具处方，当事人至药房取药。

7）如不慎被乙肝、丙肝阳性患者血液、体液污染的锐器刺伤，应在24小时内抽血检查乙肝病毒抗体和丙肝病毒抗体，必要时抽取患者血液进行对比，同时注射免疫球蛋白。刺伤后1个月、3个月、6个月进行复查。

8）如不慎被HIV阳性患者血液、体液污染的锐器刺伤，应在24小时内抽血查HIV抗体，必要时抽取患者血液进行对比。刺伤后1个月、3个月、6个月定期复查，同时遵医嘱用药。

（二）处理流程

锐器伤处理流程见图7-10。

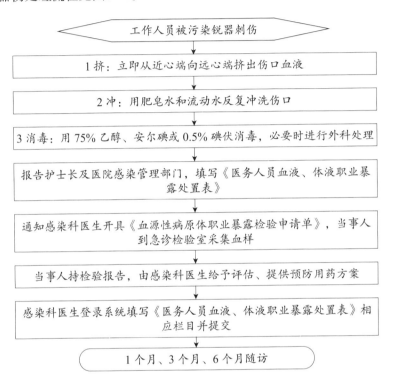

工作人员被污染锐器刺伤

1 挤：立即从近心端向远心端挤出伤口血液

2 冲：用肥皂水和流动水反复冲洗伤口

3 消毒：用75% 乙醇、安尔碘或 0.5% 碘伏消毒，必要时进行外科处理

报告护士长及医院感染管理部门，填写《医务人员血液、体液职业暴露处置表》

通知感染科医生开具《血源性病原体职业暴露检验申请单》，当事人到急诊检验室采集血样

当事人持检验报告，由感染科医生给予评估、提供预防用药方案

感染科医生登录系统填写《医务人员血液、体液职业暴露处置表》相应栏目并提交

1 个月、3 个月、6 个月随访

图7-10 锐器伤处理流程

十一、环氧乙烷/过氧化氢气体泄漏应急预案及处理流程

（一）应急预案

1.发生环氧乙烷/过氧化氢气体泄漏后，迅速离开现场，立即呼吸新鲜空气。

2.如发生皮肤接触，用水冲洗接触处至少15分钟，同时脱去被污染的衣服、手套、口罩等。

3.如眼部接触环氧乙烷/过氧化氢气体，用水冲洗至少10分钟，同时尽快就诊。

4.进行专业防护后立即查找原因，阻止气体进一步泄漏。

5.如果是设备故障，立即停用灭菌器，通知专业维修人员尽快维修。

6.做好相关事件记录，总结讨论，制定防范措施。

（二）处理流程

环氧乙烷/过氧化氢气体泄漏处理流程见图7-11。

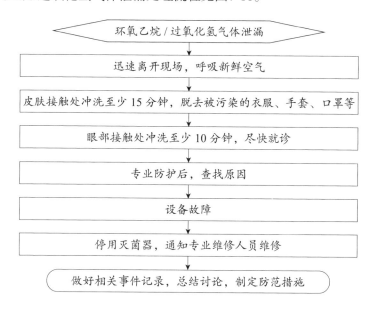

图7-11 环氧乙烷/过氧化氢气体泄漏处理流程

十二、意外烫伤应急预案及处理流程

（一）应急预案

1.高温作业处有醒目的"防烫伤"标识，接触高温物品时做好自身防护。

2.发生烫伤后，应立即离开现场，做好"冲、脱、泡、盖、送"。

1）冲：迅速用冷水冲洗伤处15~20分钟，降低受伤部位温度，减少渗出和肿胀，避免或减少水疱形成。

2）脱：在水中小心脱去覆盖在烫伤处的衣物，以免身上衣物与伤口黏结，增加医疗处理难度。

3）泡：持续在冷水中浸泡30分钟，无法冲洗和浸泡的部位使用冰毛巾湿敷。

4）盖：创面涂烫伤膏等油膏类药物，根据烫伤情况在伤处盖一层消毒纱布或适当包扎，以防止水疱形成。

5）送：如烫伤面积较大，立即报告科室负责人，急送医院相关科室进行治疗，运送途中避免创面受污染。

3.做好相关事件记录，逐级上报。

（二）处理流程

意外烫伤处理流程见图7-12。

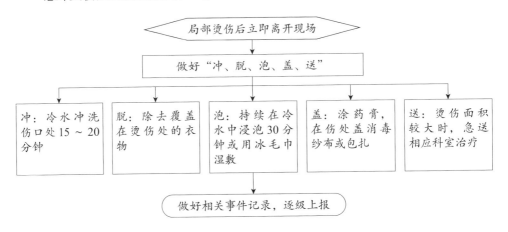

图7-12 意外烫伤处理流程

十三、生物监测不合格应急预案及处理流程

（一）应急预案

1.生物监测不合格时，应通知相关科室停止使用，并召回上次监测合格以来尚未使用的所有灭菌物品。同时应书面报告相关管理部门，说明召回的原因。

2.通知相关科室对已使用该灭菌不合格物品的患者进行密切观察。

3.若临床科室使用同一时间的灭菌物品出现多个感染病例，提出疑问时，消毒供应中心应立即召回自上次生物监测合格以来的所有灭菌物品，查找原因，重新处理，再次进行相应监测。

4.检查灭菌过程的各个环节，查找灭菌失败的可能原因并采取相应的改进措施后，重新进行生物监测3次，合格后该灭菌器方可正常使用。

5.对事件的处理情况进行总结，并向相关管理部门汇报。

6.定期对监测资料进行总结分析，做到持续质量改进。

（二）处理流程

生物监测不合格处理流程见图7-13。

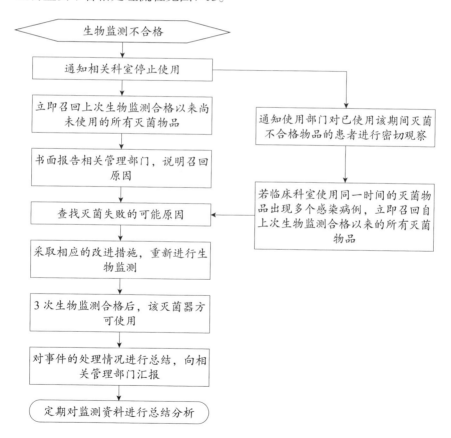

图7-13 生物监测不合格处理流程

十四、湿包应急预案及处理流程

（一）应急预案

1.发现湿包，立即取出，并检查本批次灭菌物品中是否还有其他湿包。

2.对物品的装载、蒸汽质量、灭菌器的功能等进行检查、评估。

3.针对存在问题进行改进，消除湿包，保障灭菌包的质量。

4.根据物品种类不同，重新进行流程处理及灭菌处理。

5.填写《湿包登记表》。

（二）处理流程

湿包处理流程见图7-14。

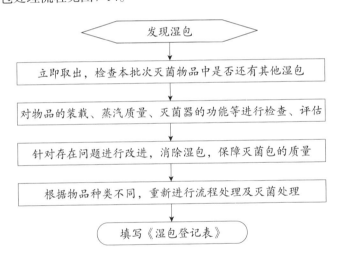

图7-14　湿包处理流程

十五、水处理机故障应急预案及处理流程

（一）应急预案

1.水处理机停止后，立即查找原因。

2.立即报告护士长及维修组，联系厂家进行检修。

3.水处理机因停电、停水等问题自行停机时，待供水供电恢复后，重新启动系统。

4.设备维修完毕后，点击主机面板上的复位按钮，系统立即进入工作模式。

5.设备无法启动时，等待维修人员对设备进行检修，启动停水应急预案。

6.做好相关事件记录。

（二）处理流程

水处理机故障处理流程见图7-15。

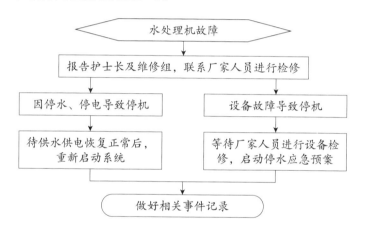

图7-15 水处理机故障处理流程

十六、蒸汽发生器故障应急预案及处理流程

（一）应急预案

1.蒸汽发生器突然故障停汽，关闭正在运行的清洗消毒器及灭菌器电源。

2.工作人员应立即上报护士长，联系维修组，查找原因。

3.长时间停汽，通知相关科室调整手术和治疗时间，必要时上报护理部求助外援，启动外出灭菌应急预案，保障院内无菌物品的供应。

4.蒸汽发生器故障恢复正常后，检查设备运行状态，查看灭菌器运行情况。

5.停汽超过规定时间，灭菌器使用时应重新进行B-D测试并记录原因。

（二）处理流程

蒸汽发生器故障处理流程见图7-16。

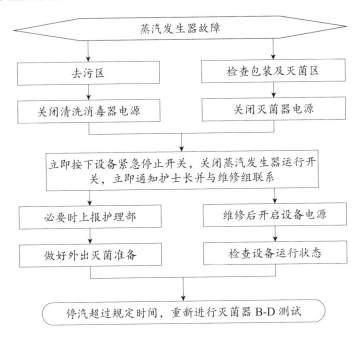

图7-16　蒸汽发生器故障处理流程

十七、B-D测试失败应急预案及处理流程

（一）应急预案

1.发现B-D测试失败后，保留B-D测试记录纸，开启另一台灭菌器。

2.立即通知护士长及维修组，联系厂家维修人员，查找原因。

3.灭菌器停止运行并挂牌明示（异常），做好相应记录。通知包装人员注意更改锅次、锅号。

4.排除故障后需重新进行B-D测试，测试合格后进行生物监测。

5.厂家维修人员将维修情况登记备案。生物监测结果合格后方可发放灭菌物品。

（二）处理流程

B-D测试失败处理流程见图7-17。

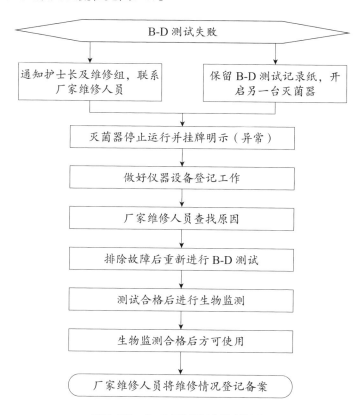

图7-17 B-D测试失败处理流程

十八、外出灭菌应急预案及处理流程

（一）应急预案

1.接到外出灭菌任务后，消毒供应中心工作人员准时到岗。

2.如果为白班外出灭菌任务，按时回收科室可重复使用器械、器具和物品。

3.准备好待灭菌物品，电话通知司机班，约定等候地点。

4.在外院灭菌时，随车工作人员要认真清点灭菌包数量，检查指示胶带变色情况，将灭菌后无菌包装入专用整理箱内运回，并通知科室内工作人员，做好接应准备。

5.及时将无菌物品送回各科室。

6.如遇节假日,值班人员负责通知护士长,同时通知应急组工作人员到岗。应急组工作人员到岗后听从工作安排,齐心协力完成相应工作。

(二)处理流程

外出灭菌处理流程见图7-18。

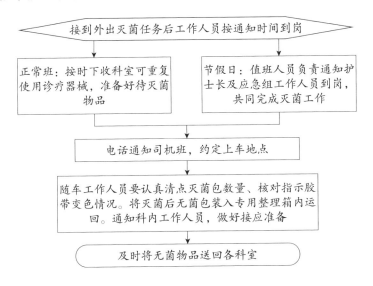

图7-18 外出灭菌处理流程

十九、一次性无菌物品不合格召回应急预案及处理流程

(一)应急预案

1.接到科室报告问题,告知科室保留不合格物品。

2.通知护士长、设备库房、采购部、护理部、医院感染管理部门等。

3.立即到达报告问题科室,取回不合格物品,上交设备库房。

4.核实问题后,立即召回该批次物品,同时更换其他批次合格物品,保障临床科室使用。

5.核查库房是否存有同一批次一次性无菌物品，统一上交设备库房。

6.发现问题科室填写《不良事件登记表》，详细登记一次性无菌物品名称、规格、数量、生产企业、生产批号、灭菌日期、失效日期、入库日期、发放日期及发放数量。

（二）处理流程

一次性无菌物品不合格召回处理流程见图7-19。

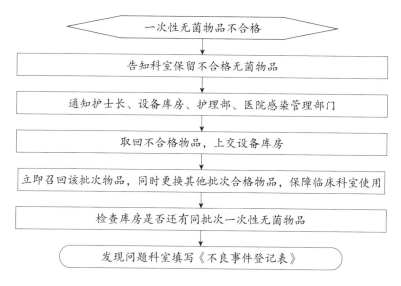

图7-19 一次性无菌物品不合格召回处理流程

二十、感染器械、器具和物品应急预案及处理流程

（一）应急预案

1.回收感染器械、器具和物品的工作人员严格按照感染级别做好防护。

2.双层黄色垃圾袋密闭封装，标识感染源及感染器械、器具和物品名称、数量。

3.一次性物品使用后应进行双层黄色垃圾袋密闭封装并焚烧处理。

4.按感染器械、器具和物品的感染类别进行相应的处理。

5.机械清洗：选择感染器械、器具和物品清洗程序。

6.使用后的清洗剂及消毒剂应立即更换。

7.工作结束后，应立即消毒清洗器具，更换个人防护用品，进行手卫生。

（二）处理流程

感染器械、器具和物品处理流程见图7-20。

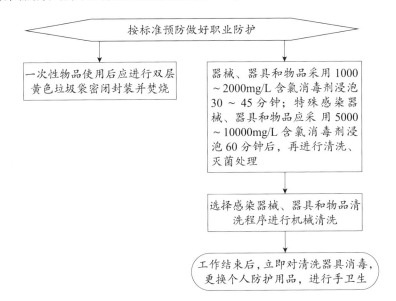

图7-20 感染器械、器具和物品处理流程

第八章 消毒供应中心记录表格

消毒供应中心常用记录表格见表8-1至表8-46。

表8-1 回收、分类流程质量监测登记表

日期	时间	个人职业防护		污染类别		清洗方式		清洗消毒、干燥			动态空气消毒机		存在问题及处理措施	签名
		是	否	一般污染	特殊污染	手工清洗	机械清洗	超声清洗	回收箱	回收车	台面	计算机	8:00—14:00— 11:00 17:00	负离子		

填表说明：

1. 检查内容符合要求的打"√"，不符合要求的打"×"，并在"存在问题及处理措施"项填写存在的问题及处理措施。
2. 每日18:00前完成登记。

表8-2 清洗消毒流程质量监测登记表

日期	消毒剂浓度			清洗剂配制比例（按厂家说明书）						冲洗	手工清洗过程记录								机械清洗过程记录（每日锅次）	存在问题及处理措施	签名
	含氯消毒剂 500mg/L	含氯消毒剂 1000mg/L	邻苯二甲醛浓度＞0.3%	手工清洗			机械清洗				多舱漂洗	单舱漂洗	终末漂洗	压力水枪清洗管腔	超声	消毒	润滑	干燥			
				多酶	多碱	润滑剂	多酶	多碱	润滑剂												

填表说明：

1. 检查内容需填写数量的，请填写数量。符合要求的打"√"，不符合要求的打"×"，并在"存在问题及处理措施"项填写存在的问题及处理措施。

2. 清洗消毒器打印记录另存。

表8-3　清洗剂、消毒剂、润滑剂质量检查登记表

日期	多酶清洗剂			碱性清洗剂			润滑剂			75%乙醇			含氯消毒剂			邻苯二甲醛			备注	签名
	清澈	浑浊	杂质	清澈	浑浊	杂质	清澈	浑浊	杂质	清澈	浑浊	杂质	清澈	浑浊	杂质	清澈	浑浊	杂质		

填表说明：请在相对应栏内准确填写或打"√"。

表8-4　清洗用物消毒登记表

日期	含氯消毒剂浓度	含氯消毒剂擦拭			消毒湿巾	含氯消毒剂浸泡		机械清洗消毒			75%乙醇擦拭	执行时间	签名
	500mg/L　1000~2000mg/L	分类台	推车	清洗池及台面	计算机表面	橡胶手套	防水围裙	刷子	通丝	器械篮	面罩		

填表说明：检查内容符合要求的打"√"，不符合要求的打"×"。

表8-5　去污区自送物品交接登记表

日期	科室	物品名称	数量	外观及功能		处置要求		灭菌方式		签名	
				正常	损坏	手工清洗	机械清洗	高温	低温	送交人	接收人

填表说明：请在相对应栏内准确填写或打"√"。

表8-6 特殊污染器械回收、处置登记表

日期	科室	名称	数量	特殊污染类型	处置方式	回收人员	处置人员

表8-7 洗眼装置检查登记表

日期	洗眼装置		备注	签名
	正常	不正常		

设备科巡查人：

填表说明：请在相对应栏内准确填写或打"√"。

表8-8 回收用具清洗消毒登记表

日期	上午	含氯消毒剂消毒		执行人	下午	含氯消毒剂消毒		执行人	备注
		500mg/L	1000mg/L			500mg/L	1000mg/L		
	10：00				16：00				

填表说明：请在相对应栏内准确填写或打"√"。

表8-9 真空清洗消毒机日常检查登记表

负责人：　　　　　年　月

日期 内容	1	2	3	4	5	6	7	8	9	10	11	12	13	14	15	16	17	18	19	20	21	22	23	24	25	26	27	28	29	30	31
供水阀门检查																															
清洗剂润滑油检查																															
过滤网清洁																															
工作内胆清洁																															
设备表面清洁																															
签字																															

175

表8-10 真空清洗消毒机月、季、年维护、保养登记表

内容		月份											
		1月	2月	3月	4月	5月	6月	7月	8月	9月	10月	11月	12月
月维护保养	舱门密封检查												
	漏保断路器测试												
	给排水管路连接检查												
季维护保养	密封条保养												
	管路连接部位紧固												
年维护保养	设备压力、温度检测												
	电路、电气室除尘、紧固												
	酶液过滤器清洗、更换												
	传感器检查、校验												
签字													

表8-11 单腔清洗消毒机日常检查登记表

负责人：　　　　　　年　月

日期 内容	1	2	3	4	5	6	7	8	9	10	11	12	13	14	15	16	17	18	19	20	21	22	23	24	25	26	27	28	29	30	31
设备外观检查																															
腔体过滤网清洁																															
腔体喷臂检查																															
层架喷臂检查																															
推车清洁																															
管路外观检查																															
签字																															

填表说明：每日保养由清洗人员完成，发现异常并及时报告处理，完成后在日期栏内打"√"。

护士长签名：　　　　　　核查日期：

177

表8-12 单腔清洗消毒机月、季、年维护、保养登记表

内容		月份											
		1月	2月	3月	4月	5月	6月	7月	8月	9月	10月	11月	12月
月维护保养	门封检查												
	腔体门运行检查												
	管路检查												
季维护保养	门封保养												
	管路连接部位紧固												
	腔体门驱动链条检查、保养												
年维护保养	各压力表及安全阀年检												
	门封检查、维护												
	管路过滤器清洗												
	传感器检查、校验												
签字													

表8-13　清洗消毒器日常检查登记表

负责人：　　　　　　　年　月

内容	日期																														
	1	2	3	4	5	6	7	8	9	10	11	12	13	14	15	16	17	18	19	20	21	22	23	24	25	26	27	28	29	30	31
设备外观检查																															
腔体过滤网清洁																															
腔体喷臂检查																															
层架喷臂检查																															
推车清洁																															
管路外观检查																															
签字																															

填表说明：每日保养由清洗人员完成，发现异常及时报告处理，完成后在日期栏内打"√"

护士长签名：　　　　　　核查日期：

表8-14 清洗消毒器月、季、年维护、保养登记表

内容		月份											
		1月	2月	3月	4月	5月	6月	7月	8月	9月	10月	11月	12月
月维护保养	门封检查												
	腔体门运行检查												
	管路检查												
	门封保养												
季维护保养	管路连接部位紧固												
	腔体门驱动链条检查、保养												
年维护保养	各压力表及安全阀年检												
	门封检查、维护												
	管路过滤器清洗												
	传感器检查、校验												
签字													

表8-15 ATP监测结果登记表

日期	物品名称	清洗方式			监测结果（参考值＜150RLU）	签名		备注
		手工清洗	多腔	单腔		采样者	检验者	

填表说明：请在相对应栏内准确填写或打"√"。

表8-16 医疗冰箱日检表

日期	温度	复测温度	清洁	消毒	除霜	物品无过期	登记人	备注
	2～8℃							

填表说明：
1. 检查内容符合要求的打"√"，不符合要求的打"×"。
2. 每日白班早上8：00查看医疗冰箱温度并记录（温度要求2～8℃）；如高于8℃或低于2℃，需调整冰箱温度设置，1小时后复测温度，并记录。
3. 清洁、消毒，除霜每周一次。
4. 冰箱内物品有效期检查每周一次。

表8-17 待灭菌包定期监测登记表

日期	灭菌包名称	清洁度					干燥度	性能检查				包外标识	外观			包装材料	布类包	不合格器械处理	质检员
		污渍	血渍	锈斑	水垢	ATP	干燥	常规性能	绝缘性能	穿刺针类	管腔	完整正确/欠缺	重量符合	松紧适宜	包装严密	适宜/不适宜	合格/不合格	返洗/维修/报废	
		有/无	有/无	有/无	有/无	合格/不合格	差/良好	差/良好	差/良好	钝/锐利	堵塞/通物								

填表说明：

1. 检查内容中的"有"：填写内容为有问题器械的数量。
2. 检查内容中的"无"：器械无清洗质量问题时打"√"。

表8-18 沟通登记表

日期	科室	沟通事宜	结果追踪	签名

表8-19　检查包装及灭菌区物表台面清洁消毒登记表

日期	物表、台面 上午	物表、台面 下午	新风系统运行正常 上午	新风系统运行正常 下午	动态空气消毒机 消毒 8:00—11:00	动态空气消毒机 消毒 14:00—17:00	空调 清洁	空调 表面	空调 过滤网	计算机键盘	签名

填表说明：

1. 检查内容符合要求的打"√"，不符合要求的打"×"。
2. 物表、台面每次操作后必须清洁处理。
3. 动态空气消毒机和空调、计算机键盘每周清洁处理一次。

表8-20　清洗质量日常监测登记表

日期	抽查项目 管腔类	抽查项目 器械类	抽查项目 器皿类	抽查项目 植入物	抽查项目 其他	存在问题	改进措施	效果评价	签名

填表说明：请在相对应栏内准确填写或打"√"。

表8-21 水质监测登记表

日期	时间	水处理器运行		纯化水电导率（<15μs/cm）	水质硬度检测 华膜1片/100毫升	加盐记录及设备维护与保养				签名
		正常	异常			加盐（每次5kg）	管道有无漏水	每周擦拭外机	每季度更换滤芯	

填表说明：
1. 请在相对应栏内准确填写或打"√"，不符合要求的打"×"。
2. 软化水检测时放出一部分残留水。
3. 观察溶液颜色，蓝色为合格，紫红色为不合格。
4. 纯化水电导率每日监测，水质硬度每周检测。

表8-22 水处理系统耗材更换记录表

内容		月份					
		1月	3月	5月	7月	9月	11月
树脂软化器	1~2年更换一次						
反渗透膜							
石英砂过滤器	每年更换一次						
活性炭过滤器							
精密过滤器	2个月更换一次						
签名							

填表说明：更换耗材后在表格中填写具体日期。

表8-23　植入物与外来医疗器械交接登记表

| 日期 | 器械明细 | | | 植入物 | 灭菌方式 | | 患者信息 | | 使用医生 | 使用时间 | 签名 | | 回收 | | | 取走 | |
	厂家品名	工具	钢板	螺钉	包数	培养结果	高温	低温	住院号	姓名			消毒供应中心	厂家	手术室	时间	签名	签名	时间	签名

填表说明：植入物培养结果阴性用（一），阳性用（＋）标识。

表8-24　植入物与外来医疗器械质量抽查登记表

| 日期 | 厂家名称 | 待灭菌包名称 | 数量 | 清洗质量 | | | | 包装材料 | | 包装质量 | | | 灭菌质量 | | | | | 纳入追溯系统 | 质检员签名 |
				光洁度	血渍	污渍	水垢锈斑	清洁度	器械完整性	器械性能	数量齐全	闭合性	包外标识	物理、化学监测	装载	湿包	冷却	生物监测结果		

存在问题：

原因分析：

整改措施：

填表说明：请在相对应栏内准确填写或打"√"。

表8-25 温湿度登记表

日期	温度	相对湿度	签名	备注（出现偏差采取的措施）

填表说明：

1. 温度和相对湿度栏，如正确则打"√"，如存在偏差则打"×"。
2. 温度要求：去污区 16～21℃，检查包装及灭菌区 20～23℃，无菌物品发放区低于 24℃。
3. 相对湿度要求：去污区 30%～60%，检查包装及灭菌区 30%～60%，无菌物品发放区低于 70%。

表8-26 新入/外来医疗器械首次接收检测试登记表

医院：
日期：
器械公司：

器械名称：
器械类型：新入□ 外来□
植入物：有□ 无□

器械类型	器械 □	
	植入物 □	
	动力工具 有□ 无□	

清洗消毒	清洗方式	手工清洗 □
		机械清洗 □
		手工清洗＋机械清洗 □

清洗	清洗剂浓度：
	清洗剂配制比例：
消毒	消毒温度与时间：

包装方式	棉布包装 □
	单层无纺布 □
	双层无纺布 □
	塑封包装 □

包装	重量：每包≤7kg
	体积：≤30cm×30cm×50cm
	超大超重 是□ 否□

清洗	合格□ 不合格□
清洗剂配制比例	合格□ 不合格□
消毒温度与时间	合格□ 不合格□

包内化学指示物：
对角线□
包内化学指示物：
中心□

包外化学指示标签

灭菌

| 方式 | 压力蒸汽灭菌 □　锅　次
环氧乙烷灭菌 □　锅　次
过氧化氢灭菌 □　锅　次

包内化学指示物 | 灭菌温度: 遵循医疗器械说明书 □
灭菌压力: 遵循医疗器械说明书 □
灭菌时间: 遵循医疗器械说明书 □

化学监测: 包内化学指示卡粘贴处

物理监测: 见监测记录单

生物监测: 见监测记录单 |

湿包检查: 有 □　无 □

最终测试结果: 合格 □　不合格 □

测试者签名:　　　　　　　　　　复核者签名:　　　　　　　　　　科室负责人:

表8-27　医用热封机日常检测及维护记录

日期	温度/℃	日常密封效果测试						清洁检查		签名		备注
		密封袋≥6mm 平整紧密	无开口	无接缝	无漏孔	无材质或 分层或 脱离	剥离 性能 测试	设备表面	齿轮、 传送带	操作 人员	质控 人员	

填表说明：监测合格及日常维护后在对应栏内用"√"表示。

表8-28 钟表及仪器设备时间校准登记表

日期	时间	计算机	挂钟	灭菌器	干燥柜	清洗消毒机	校准人	备注

填表说明：
1. 已校准请在框内打"√"。
2. 每周一对所有钟表及仪器设备等的时间进行校准。

表8-29 过氧化氢低温等离子灭菌器生物监测登记表

日期	生物指示剂标签		进入恒温箱 时间	24分钟			签名	
	对照管	测试管		测试管		对照管	观测 时间	观测 核对
				阴性 □（-）	阳性 □（+）	阳性 □（+）		

表8-30 过氧化氢低温等离子灭菌器日常检查登记表

负责人：　　　　　　　　　　　　　年　　月

内容 日期	1	2	3	4	5	6	7	8	9	10	11	12	13	14	15	16	17	18	19	20	21	22	23	24	25	26	27	28	29	30	31
设备外观检查																															
腔体门运行检查																																

续表 8-30

内容	日期																														
	1	2	3	4	5	6	7	8	9	10	11	12	13	14	15	16	17	18	19	20	21	22	23	24	25	26	27	28	29	30	31
打印记录检查																																
H₂O₂通道检查																																
卡匣收集盒检查																																
签字																																

填表说明：每日保养由灭菌操作人员完成，发现异常及时报告处理，完成后在日期栏内打"√"。

护士长签名：　　　　　核查日期：

表8-31　过氧化氢低温等离子灭菌器月维护、保养登记表

内容	月份											
	1月	2月	3月	4月	5月	6月	7月	8月	9月	10月	11月	12月
检查设备运行记录												
空载运行测试												
更换保养组件												
电气测试												
运行测试												
签字													

表8-32 环氧乙烷灭菌器日常检查登记表

年　　月　　　　　　　　　　负责人：

内容	日期																														
	1	2	3	4	5	6	7	8	9	10	11	12	13	14	15	16	17	18	19	20	21	22	23	24	25	26	27	28	29	30	31
设备外观检查																															
腔体过滤网检查																															
各压力表读数检查																															
打印机及打印记录检查																															
腔体门运行检查																															
管路外观检查																															
测漏监测																															
签字																															

护士长签名：　　　　　　　核查日期：

填表说明：每日保养由灭菌操作人员完成，发现异常及时报告处理，完成后在日期栏内打"√"。

190

表8-33　环氧乙烷灭菌器月、季、年维护、保养登记表

内容		月份											
		1月	2月	3月	4月	5月	6月	7月	8月	9月	10月	11月	12月
月维护保养	门封检查												
	腔体门运行检查												
	管路检查												
季维护保养	门封保养												
	管路连接部位紧固												
	腔体门驱动链条检查、保养												
年维护保养	各压力表												
	安全阀年检												
	门封检查、维护												
	管路过滤器清洗												
	传感器检查、校验												
签字													

表8-34 仪器设备维修登记表

日期	设备名称	故障情况	通知时间	维修情况	完成时间	签名	
						工程师	消毒供应中心

表8-35 压力蒸汽灭菌器日常检查登记表

设备型号：　　　　　　　　　　　　负责人：　　　　　　　　　　　年　　　月

项目		日期																													
		1	2	3	4	5	6	7	8	9	10	11	12	13	14	15	16	17	18	19	20	21	22	23	24	25	26	27	28	29	30	31
灭菌前安全检查	压力表处于"0"的位置																															
	记录打印装置备用状态																															
	灭菌柜门密封圈平整、无损坏																															

续表 8-35

项目		日期																													
		1	2	3	4	5	6	7	8	9	10	11	12	13	14	15	16	17	18	19	20	21	22	23	24	25	26	27	28	29	30	31
每日维护检查	柜门安全锁扣安全灵活、安全有效																															
	柜内冷凝水排出口通畅																															
	管道无漏气、漏水																															
	排气口过滤网清洁无尘																															
	表面除尘																															
	清洁灭菌柜室及门封条、排气滤网																															
	电源正常，蒸汽:2.5~4kg/cm²																															

续表 8-35

项目	日期																														
	1	2	3	4	5	6	7	8	9	10	11	12	13	14	15	16	17	18	19	20	21	22	23	24	25	26	27	28	29	30	31
水源：2~5kg/cm²																															
压缩空气：5~7kg/cm²																															
B-D测试（一）																															
签名																															

填表说明：每日保养由灭菌操作人员完成，发现异常及时报告处理，完成后在日期栏内打"√"。

护士长签名：　　　　　核查日期：

表8-36 压力蒸汽灭菌器月、季、年维护、保养登记表

项目		月份											
		1月	2月	3月	4月	5月	6月	7月	8月	9月	10月	11月	12月
月维护保养	门封检查												
	腔体门运行检查												
	管路检查												

续表 8-36

项目		月份											
		1月	2月	3月	4月	5月	6月	7月	8月	9月	10月	11月	12月
季维护保养	门封保养												
	管路连接部位紧固												
	腔体门驱动链条检查、保养												
	各压力表												
年维护保养	安全阀年检												
	门封检查、维护												
	管路过滤器清洗												
	传感器检查、校验												
签字													

表8-37 紧急情况下外来医疗器械放行登记表

外来医疗器械名称		
患者姓名	患者床号	医生姓名
是否提前放行	灭菌锅号	住院号
提前放行原因		锅次
物理监测		
包外化学指示胶带	阴性对照	阳性对照
生物监测结果	指示管批号	爬行卡变色情况
清洗者签名	打包者签名	
消毒灭菌员签名	监测者签名	
放行时间	放行者签名	备注

表8-38 每日安全检查登记表

日期	水		电		蒸汽		门窗		设备		当日存在问题及处理情况	签名
	正常	不正常	正常	不正常	正常	不正常	正常	不正常	正常	不正常		

填表说明：请在相对应栏内准确填写或打"√"。

表8-39　器械灭菌不合格召回登记表

召回原因		
应召回物品名称：	应召回物品数量：	实际召回物品数量：
召回科室：	处理方式：	备注：
使用科室：	床号：	住院号：
使用患者姓名：		
建议采取的措施：		
处理经过：		
整改措施：		

记录人签名：　　　　　　　　　　　　　记录时间：

表8-40　湿包登记表

一、基本信息

湿包名称：	发生时间：	灭菌器编号：	锅次：
灭菌者：	包装者：	记录时间：	记录人：

197

续表 8-40

二、包外情况记录

	裸眼可见潮湿面积（cm²）	手感潮湿面积（cm²）	超大包体积(cm²)	超重包重量（kg）	化学指示胶带颜色
棉布包装					

纸塑包装

	塑料面		纸面			化学指示卡颜色
	雾气	水珠	裸眼可见潮湿面积（cm²）	手感潮湿面积（cm²）	水渍（cm²）	
纸塑包装						

	水珠	裸眼可见潮湿面积（cm²）	手感潮湿面积（cm²）	超大包体积（cm²）	超重包重量（kg）	化学指示胶带颜色
无纺布						

三、装载情况记录 湿包在腔体内的位置

	排气口上方	蒸汽入口旁	贴靠腔体位置	装载过紧	器具开口朝上	纸塑面朝下

续表 8-40

四、卸载情况记录

灭菌器卸载后冷却时间不够	包外没有冷却卸载	
在腔体内停留时间不够	包内没有冷却卸载	

五、灭菌参数及设备记录情况

干燥时间	门封条漏气	
灭菌程序错误	疏水阀异常	蒸汽饱和不足

表8-41　无菌间空气、台面清洁消毒登记表

日期	物表、台面存放架	计算机键盘	新风系统运行正常	动态空气消毒机			表面清洁	空调		签名
				8:00—11:00	14:00—17:00	负离子		表面	滤网	

填表说明：

1. 请在相对应栏内准确填写或打"√"，不符合要求的打"×"。
2. 物表、台面、键盘每次操作后清洁处理。
3. 动态空气消毒和空调表面，过滤网每周清洁处理一次。
4. 负离子每周一消毒一次。

表8-42 下送用具清洗消毒登记表

日期	清洁	执行人	备注

填表说明：下送用具每日用后清洁处理，干燥存放。

表8-43 消毒、灭菌物品储存及发放质量监测登记表

日期	人员要求					灭菌包			灭菌标识		物品分类分架		植入物管理		整改措施	责任人
	着装		手卫生		标识清楚	无过期	无破损	无湿包	合格	不合格	合格	不合格	合格	不合格		
	合格	不合格	合格	不合格												

填表说明：请在相对应栏内准确填写或打"√"；不符合要求的打"×"或写明数量，并在"整改措施"项填写处理措施。

表8-44 一次性无菌物品入库核查登记表

日期	产品名称	厂家	合格证	规格	数量	生产批号	失效日期	外包装检查		灭菌标识		入库签名	入库代码	入库时间	备注
								完好	破损	清晰	模糊				

填表说明：请在相对应栏内准确填写或打"√"。

表8-45 一次性库房、发放间台面清洁消毒登记表

日期	物表、台面存放架	排风系统运行正常	动态空气消毒机表面	空调		计算机键盘	签名
				表面	滤网		

填表说明：
1. 检查内容符合要求的打"√"，不符合要求的打"×"。
2. 物表、台面每次操作后清洁处理。
3. 动态空气消毒机和空调表面每周六清洁处理，空调过滤网每周一清洁处理。

表8-46 水处理及酸性氧化电位水运行登记表

日期	水处理运行情况				酸性氧化电位水			签名	备注
	盐量(5kg)	运行良好	不良	电导率(μs/cm)	pH(2.0～3.0)	有效氯浓度(50～70mg/L)	ORP(>1100mV)		

填表说明：
1. 请在相对应栏内准确填写或打"√"。
2. ORP：氧化还原电位。
3. 纯水机每周一加盐。

第九章　消毒供应中心灭菌包配置明细

消毒供应中心常用灭菌包配置明细见表9-1至表9-56。

表9-1　阑尾包配置明细（36）

名称	数量	名称	数量	名称	数量
拉钩	4	长平镊	2	齿镊	1
平镊	1	刀柄（3#）	1	刀柄（4#）	1
吸引头	1	阑尾钳	1	针持	2
阿里氏钳	4	血管钳	12	帕钳	2
圈钳	2	剪刀	2		

表9-2　探查包配置明细（50）

名称	数量	名称	数量	名称	数量
拉钩	6	长平镊	2	吸引头	1
齿镊	1	平镊	1	刀柄（3#）	1
刀柄（4#）	1	针持	4	直角	2
阿里氏钳	6	血管钳	18	帕钳	2
剪刀	3	圈钳	2		

表9-3 甲状腺包配置明细（53）

名称	数量	名称	数量	名称	数量
拉钩	4	中平镊	2	刀柄（3#）	1
刀柄（4#）	1	齿镊	1	平镊	1
吸引头	1	阑尾钳	2	针持	2
直角	2	阿里氏钳	6	血管钳	20
帕钳	6	剪刀	2	圈钳	2

表9-4 胃肠包配置明细（58）

名称	数量	名称	数量	名称	数量
拉钩	6	长平镊	2	中平镊	1
吸引头	1	齿镊	1	刀柄（3#）	1
刀柄（4#）	1	针持	4	直角	1
肠钳	2	可可钳	4	阿里氏钳	8
血管钳	18	帕钳	2	剪刀	3
弯盘	1	圈钳	2		

表9-5 剖宫产配置明细（39）

名称	数量	名称	数量	名称	数量
拉钩	3	长平镊	1	刮匙	1
刀柄（3#）	1	刀柄（4#）	1	齿镊	1
卵圆钳	6	针持	2	阿里氏钳	6
血管钳	10	帕钳	2	圈钳	2
剪刀	2	洗耳球	1		

表9-6 大隐静脉激光包配置明细（32）

名称	数量	名称	数量	名称	数量
拉钩	4	阿里氏钳	4	直角	2

续表 9-6

名称	数量	名称	数量	名称	数量
剪刀	2	帕钳	2	针持	2
长平镊	1	血管钳	14	圈镊	1

表9-7　宫腔镜电切包配置明细（28）

名称	数量	名称	数量	名称	数量
扩阴器	1	扩宫棒（4.5～10#）	12	宫颈钳	2
血管钳	1	剪刀	1	帕钳	2
刮匙	2	吸引头	1	圈镊	2
取环钩	1	探针	1	弯盘	1
量杯	1				

表9-8　宫颈锥切包配置明细（39）

名称	数量	名称	数量	名称	数量
拉钩	3	金属尿管	1	长平镊	1
扩阴器	1	吸引头	1	宫颈钳	1
刀柄（3#）	1	齿镊	1	针持	2
阿里氏钳	6	血管钳	12	帕钳	4
圈镊	1	剪刀	2	弯盘	1
量杯	1				

表9-9　气管切开包配置明细（19）

名称	数量	名称	数量	名称	数量
气管撑开器	1	剪刀	1	针持	1
阿里氏钳	2	血管钳	5	直血管钳	2

续表 9-9

名称	数量	名称	数量	名称	数量
刀柄（3#）	1	刀柄（7#）	1	齿镊	1
拉钩	2	换药碗	1	量杯	1

表9-10　乳腺肿瘤包配置明细（16）

名称	数量	名称	数量	名称	数量
大甲钩	2	刀柄（3#）	1	齿镊	1
剪刀	1	针持	1	阿里氏钳	2
血管钳	6	治疗碗	1	量杯	1

表9-11　乳腺癌改良根治包配置明细（49）

名称	数量	名称	数量	名称	数量
拉钩	6	长平镊	2	吸引头	1
齿镊	1	平镊	1	刀柄（3#）	1
刀柄（4#）	1	针持	2	直角	2
阿里氏钳	4	血管钳	12	帕钳	12
圈镊	2	剪刀	2		

表9-12　腔镜胃肠普通器械配置明细（50）

名称	数量	名称	数量	名称	数量
拉钩	6	吸引头	1	长平镊	2
刀柄（4#）	1	刀柄（7#）	1	齿镊	1
针持	4	直角	1	肠钳	2
可可钳	4	阿里氏钳	8	血管钳	14
帕钳	2	剪刀	2	弯盘	1

表9-13　外周血管器械配置明细（46）

名称	数量	名称	数量	名称	数量
拉钩	4	中平镊	2	乳突撑开器	2
针持	2	直角	2	阿里氏钳	4
中弯	4	直纹	8	帕钳	2
精细剪 JC564RB	1	阻断钳 JL1604RB	2	显微镊 JL317RB	1
显微针持 JF2440RB	1	剥离子 JKS64RB	1	探条	2
齿镊	1	剪刀	2	刀柄（3#）	1
刀柄（4#）	1	刀柄（7#）	1	圈镊	2

表9-14　肝叶切除包配置明细（63）

名称	数量	名称	数量	名称	数量
拉钩	6	长平镊	4	吸引头	1
刀柄（3#）	1	刀柄（4#）	1	齿镊	1
针持	6	直角	2	阿里氏钳	6
血管钳	26	帕钳	2	剪刀	3
圈镊	3	弯盘	1		

表9-15　豹牌胃肠手术器械配置明细（60）

名称	数量	名称	数量	名称	数量
拉钩	6	长平镊	4	吸引头	1
刀柄（3#）	1	刀柄（4#）	1	齿镊	1
针持	4	直角	1	可可钳	4
肠钳	2	阿里氏钳	8	血管钳	18
帕钳	2	剪刀	4	圈镊	2
弯盘	1				

表9-16 肛瘘包配置明细（23）

名称	数量	名称	数量	名称	数量
扩肛器	1	剪刀	1	针持	1
阿里氏钳	2	血管钳	8	直纹	2
刀柄	1	有槽探条	1	探针	1
尺子	1	圈镊	1	弯盘	1
量杯	2				

表9-17 痔瘘包配置明细（20）

名称	数量	名称	数量	名称	数量
剪刀	1	针持	1	帕钳	2
阿里氏钳	2	血管钳	6	直纹	2
刀柄	1	肛门镜	1	圈镊	1
量杯	2	弯盘	1		

表9-18 钻孔引流包配置明细（63）

名称	数量	名称	数量	名称	数量
颅骨钻	1	钻头	1	咬骨钳	3
双齿拉钩	2	剥离器	2	脑压板	5
导条	1	乳突撑开器	1	气管撑开器	1
头皮夹钳	1	针持	2	可可钳	2
阿里氏钳	2	血管钳	8	帕钳	4
吸引头	3	神经剥离子	2	剪刀	2
刀柄	3	枪状镊	2	脑膜镊	2
齿镊	1	平镊	1	气管拉钩	2
有槽探条	1	脑穿针	1	圈镊	2
弯盘	1	量杯	2	洗耳球	2

表9-19　电切器械包配置明细（6）

名称	数量	名称	数量	名称	数量
剪刀	1	血管钳	1	帕钳	2
弯盘	1	量杯	1		

表9-20　脑外包配置明细（67）

名称	数量	名称	数量	名称	数量
颅骨钻	1	钻头	1	咬骨钳	3
剥离器	2	脑压板	3	导条	1
肿瘤钳	1	双齿拉钩	2	乳突撑开器	1
头皮夹钳	2	针持	3	可可钳	2
阿里氏钳	4	血管钳	6	帕钳	4
吸引头	3	神经剥离子	2	剪刀	3
啄木鸟剪刀	1	刀柄	3	脑膜镊	2
枪状镊	1	齿镊	2	脑穿针	1
硬膜针	1	有槽弹条	1	鱼尾拉钩	4
圈镊	2	弯盘	1	量杯	2
洗耳球	2				

表9-21　颅后凹包配置明细（78）

名称	数量	名称	数量	名称	数量
颅骨钻	1	咬骨钳	5	颅后凹撑开器	3
椎板咬骨钳	5	剥离器	3	双齿拉钩	1
脑压板	4	导条	2	肿瘤钳	1
乳突撑开器	1	头皮夹钳	2	针持	3
可可钳	2	阿里氏钳	2	血管钳	8
帕钳	2	吸引头	3	钻头	1

续表 9-21

名称	数量	名称	数量	名称	数量
加长柄	1	神经剥离子	2	枪状镊	2
脑膜镊	2	肿瘤镊	1	平镊	1
齿镊	2	剪刀	3	啄木鸟剪刀	1
刀柄	3	有槽探条	1	脑穿针	1
线锯拉钩	2	圈镊	2	弯盘	1
量杯	2	洗耳球	2		

表9-22　神外血管器械配置明细（21）

名称	数量	名称	数量	名称	数量
剪刀	2	普通直角	1	显微直角	2
侧壁钳（左）	1	侧壁钳（右）	1	侧壁钳（下）	1
剥离子	2	临时阻断夹	1	哈巴狗夹	6
显微针持	1	显微镊	2	普通镊	1

表9-23　胸腔镜基础器械配置明细（36）

名称	数量	名称	数量	名称	数量
甲状腺拉钩	1	长平镊	1	吸引头	1
乳突撑开器	1	针持	3	直角	2
阿里氏钳	4	血管钳	14	剪刀	2
刀柄（7#）	1	齿镊	1	圈镊	3
换药碗	1	量杯	1		

表9-24　内瘘包配置明细（24）

名称	数量	名称	数量	名称	数量
针持	1	血管钳	8	帕钳	2
眼科剪	1	眼科拉钩	2	刀柄	1

名称	数量	名称	数量	名称	数量
显微剪	1	显微针持	1	尖镊	2
平镊	1	弯盘	1	换药碗	1
量杯	2				

表9-25　喉癌包配置明细（18）

名称	数量	名称	数量	名称	数量
拉钩	7	肾盂拉钩	2	骨剪	1
气管撑开器	1	剥离子	2	剪刀	3
换药碗	1	量杯	1		

表9-26　美容包配置明细（23）

名称	数量	名称	数量	名称	数量
剥离器	1	大剪	1	眼科剪	1
尖镊	3	齿镊	1	平镊	1
刀柄	1	眼睑拉钩	1	斜视钩	1
针持	2	血管钳	3	帕钳	4
换药碗	1	弯盘	1	量杯	1

表9-27　胸科包配置明细（70）

名称	数量	名称	数量	名称	数量
拉钩	6	胸科撑开器	1	关胸器	1
吸引头	1	长平镊	2	中平镊	1
特殊中平镊	2	长针持	4	短针持	2
直角	2	肺叶钳	2	食管钳	2
阿里氏钳	6	血管钳	22	帕钳	3
刀柄	2	柳叶剪	2	线剪	2

名称	数量	名称	数量	名称	数量
齿镊	2	平镊	1	圈镊	2
换药碗	1	量杯	1		

表9-28 腮腺包配置明细（42）

名称	数量	名称	数量	名称	数量
甲状腺拉钩	2	中平镊	2	特殊中平镊	1
吸引头	1	针持	2	直角	2
阿里氏钳	4	血管钳	14	帕钳	4
剪刀	2	刀柄	2	齿镊	1
圈镊	2	弯盘	1	换药碗	1
量杯	1				

表9-29 颌裂器械包配置明细（68）

名称	数量	名称	数量	名称	数量
甲状腺拉钩	2	剥离器	7	腭裂拉钩	1
口腔拉钩	3	神经拉钩	1	气管拉钩	2
咬骨钳	1	口腔撑开器	1	剪刀	3
刀柄	3	平镊（中、长各1）	2	双头刮匙	1
骨锉	1	拔牙钳	1	牙挺	2
骨刀（宽、窄各1）	2	骨锤	1	开口器	1
齿镊	1	针持（直、弯各1）	2	可可钳	4
血管钳	18	帕钳	4	换药碗	1
弯盘	1	量杯	2		

表9-30　体外基础包配置明细（71）

名称	数量	名称	数量	名称	数量
针持	8	直角	2	可可钳	4
阿里氏钳	2	血管钳	30	阿里氏钳	4
可可钳	8	管道钳	4	帕钳	4
圈镊	3	换药碗	2		

表9-31　肠切除包配置明细（8）

名称	数量	名称	数量
可可钳	4	肠钳	4

表9-32　输尿管器械配置明细（6）

名称	数量	名称	数量
肾盂拉钩	2	取石钳	1
剥离子	2	尖镊	1

表9-33　取肋骨器械配置明细（5）

名称	数量	名称	数量
骨锉	1	肋骨拉钩	2
取肋骨剪	1	肋骨剥离器	1

表9-34　TAVR器械包配置明细（16）

名称	数量	名称	数量	名称	数量
刀柄（7#）	1	针持	1	剪刀	1
血管钳	8	帕钳	4	弯盘	1

表9-35　疝修补包配置明细（13）

名称	数量	名称	数量	名称	数量
气管拉钩	2	中平镊	2	取石钳	1
乳突撑开器	1	阑尾钳	1	直角	2
血管钳	2	尿管	1	剪刀	1

表9-36　清创包配置明细（15）

名称	数量	名称	数量	名称	数量
剪刀	1	针持	1	阿里氏钳	2
血管钳	6	直纹	1	齿镊	1
刀柄	1	换药碗	1	量杯	1

表9-37　胃肠血管外科手术器械配置明细（14）

名称	规格	数量	名称	规格	数量
碳坞镶片针持器	BM037R	1	碳坞镶片针持器	BM078R	1
碳坞镶片针持器	BM036R	1	无损伤镊	FB405R	2
超轻无损伤镊	FC413R	1	无损伤镊	FB416R	1
蚊式血管钳	BH211R	1	分离钳	BJ104R	1
分离钳	BJ019R	1	分离钳	BJ083R	1
分离钳	BJ011R	1	解剖分离剪	BC263R	2

表9-38　肝胆外科器械配置明细（23）

名称	规格	数量	名称	规格	数量
碳坞镶片针持器	BM136R	1	无损伤镊	FB403R	1
无损伤镊	FB416R	1	无损伤镊	175173	1
分离镊	BJ011R	1	分离钳	BJ019R	1
分离钳	BJ080R	1	分离钳	BJ083R	1

名称	规格	数量	名称	规格	数量
针持	301309	1	解剖分离剪	BC265W	1
解剖分离剪	BC267R	1	剪刀	J12320TCS	1
无损伤血管钳	FB568R	1	无损伤血管钳	FB563R	1
无损伤血管钳	FB357R	1	无损伤血管钳	FB737R	1
无损伤血管钳	FB500R	1	无损伤血管钳	FB511R	1
哈巴狗夹	FB363R	1	哈巴狗夹	FB369R	1
哈巴狗夹	FB433R	1	尺子	Stilamin	1
临时血管夹	FE023K	1			

表9-39 胃肠基础器械配置明细（23）

名称	规格	数量	名称	规格	数量
持针器	BM037R	1	持针器	BM078R	1
持针器	BM036R	1	持针器	BM067R	1
无损伤镊	FB405R	1	无损伤镊	FB416R	1
无损伤镊	FB404R	1	超轻无损伤镊	FC413R	1
碳坞镶片镊	BD158R	1	蚊式血管钳	BH211R	1
分离钳	BJ104R	1	无损伤血管钳	FB568R	1
无损伤血管钳	FB511R	1	分离结扎钳	BJ019R	1
分离结扎钳	BJ083R	1	分离结扎钳	BJ011R	1
解剖分离剪	BC263R	1	解剖分离剪	BC267R	1
儿科钳	FB737R	1	儿科钳	FB563R	1
切线咬合夹	FB500R	1	门静拉钩	BT185R	1
无损伤哈巴狗夹	FB357R	1			

表9-40 甲状腺专科手术器械配置明细（22）

名称	规格	数量	名称	规格	数量
碳坞镶片针持器	BM035R	1	无损伤镊	FB411R	1
无损伤镊	FB400R	1	解剖分离剪	BC271WB	1
解剖分离剪	JC2511	1	结扎分离钳	BJ102R	1
结扎分离钳	BJ103R	1	甲状腺框架	BW0280R	3
创口牵开器	BW086R	1	创口牵开器	BW087R	1
创口牵开器	BW088R	2	创口牵开器	BW090R	1
创口牵开器	BW092R	2	固定夹	BW081R	5

表9-41 普外腔镜配置明细（33）

名称	数量	名称	数量	名称	数量
钛夹钳	1	大胆囊抓钳	1	国产施夹钳	1
小胆囊抓钳	1	腔镜剪刀	1	腔镜弯分离钳	2
穿刺鞘	4	腔镜吸引头	1	转换器	1
气腹针	1	解剖镊	1	刀柄	1
剪刀	1	针持	1	阿里氏钳	4
血管钳	5	帕钳	3	圈镊	2
气腹管	1				

表9-42 妇科腔镜配置明细（38）

名称	数量	名称	数量	名称	数量
生物钳	1	大胆囊抓钳	1	国产施夹钳	1
小胆囊抓钳	1	腔镜剪刀	1	腔镜无损伤钳	1
腔镜弯分离钳	2	腔镜针持	1	气腹针	1
穿刺鞘	4	转换器	1	解剖镊	1
刀柄	1	腔镜吸引头	1	小甲状腺拉钩	1

名称	数量	名称	数量	名称	数量
剪刀	2	针持	2	阿里氏钳	4
血管钳	5	帕钳	3	圈镊	2
气腹管	1				

表9-43 胃肠泌尿腔镜配置明细（36）

名称	数量	名称	数量	名称	数量
生物钳	1	大胆囊抓钳	1	钛夹钳	1
国产施夹钳	1	小胆囊抓钳	1	腔镜剪刀	1
腔镜无损伤钳	2	腔镜弯分离钳	2	气腹针	1
穿刺鞘	4	转换器	1	解剖镊	1
刀柄	1	腔镜吸引头	1	剪刀	1
针持	1	阿里氏钳	4	血管钳	5
帕钳	3	圈镊	2	气腹管	1

表9-44 肝脾专用腔镜配置明细（45）

名称	数量	名称	数量	名称	数量
生物钳	1	大胆囊抓钳	1	钛夹钳	1
小胆囊抓钳	1	腔镜剪刀	1	腔镜无损伤钳	2
腔镜弯分离钳	2	腔镜针持	1	腔镜大弯分离钳	1
甲状腺拉钩	2	气腹针	1	穿刺鞘	4
腔镜吸引头	1	解剖镊	1	刀柄	1
转换器	1	剪刀	1	针持	2
阿里氏钳	6	血管钳	8	帕钳	3
圈镊	2	气腹管	1		

表9-45　疝修补腔镜器械配置明细（31）

名称	数量	名称	数量	名称	数量
腔镜剪刀	1	腔镜无损伤钳	2	腔镜弯分离钳	2
腔镜针持	1	气腹针	1	穿刺鞘	3
转换器	1	解剖镊	1	刀柄	1
腔镜吸引头	1	剪刀	1	针持	1
阿里氏钳	4	血管钳	5	帕钳	3
圈镊	2	气腹管	1		

表9-46　肝胆蛇牌腔镜配置明细（45）

名称	数量	名称	数量	名称	数量
钛夹钳	1	homelock（大、中、小）	3	腔镜剪刀	1
腔镜无损伤钳	1	腔镜弯分离钳	2	腔镜抓钳	1
腔镜大弯分离钳	1	腔镜鸭嘴钳	3	腔镜针持	2
腔镜吸引头	1	拉钩	2	气腹针	1
解剖镊	1	刀柄	1	剪刀	1
针持	2	阿里氏钳	6	血管钳	8
帕钳	3	圈镊	3	气腹管	1

表9-47　肠道手术腔镜器械配置明细（19）

名称	数量	名称	数量	名称	数量
钛夹钳	1	homelock(中)	1	腔镜剪刀	1
腔镜无损伤钳	1	腔镜弯分离钳	2	腔镜鸭嘴钳	2
腔镜针持	1	气腹针	1	穿刺鞘	4
腔镜吸引头	1	尺子	1	圈镊	2
气腹管	1				

表9-48 肝脏专用腔镜器械配置明细（43）

名称	数量	名称	数量	名称	数量
钛夹钳	1	homelock（大、中、小）	3	腔镜鸭嘴钳	3
腔镜分离钳	2	腔镜无损伤钳	1	腔镜抓钳	1
腔镜剪刀	1	腔镜大弯分离钳	1	腔镜针持	1
腔镜吸引头	1	气腹针	1	拉钩	2
齿镊	1	刀柄	1	剪刀	1
针持	2	阿里氏钳	6	血管钳	8
帕钳	3	圈镊	2	气腹管	1

表9-49 经腋甲状腺专用腔镜器械配置明细（27）

名称	数量	名称	数量	名称	数量
腔镜大弯分离钳	1	腔镜针持	1	倪邦高专用钳	2
腔镜吸引头	1	解剖镊	1	刀柄	1
拉钩	2	剪刀	2	针持	1
阿里氏钳	4	血管钳	6	帕钳	2
圈镊	2	气腹管	1		

表9-50 食道手术腔镜器械配置明细（15）

名称	数量	名称	数量	名称	数量
homelock（大、中、小）	3	腔镜弯分离钳	2	腔镜剪刀	1
腔镜抓钳	2	腔镜针持	1	腔镜吸引头	1
转换器	1	气腹针	1	圈镊	2
气腹管	1				

表9-51 胃肠蛇牌腔镜器械配置明细（21）

名称	数量	名称	数量	名称	数量
钛夹钳	1	腔镜弯分离钳	1	腔镜鸭嘴钳	3
腔镜无损伤钳	1	腔镜剪刀	1	homelock（中、大）	2
腔镜针持	1	腔镜吸引头	2	气腹针	1
转换器	1	穿刺鞘（1大3小）	4	圈锁	2
气腹管	1				

表9-52 鼻腔泪囊吻合器械配置明细（17）

名称	数量	名称	数量	名称	数量
眼科平镊	1	眼科剪	1	眼科齿镊	2
显微齿镊	1	眼睑拉钩	1	泪点扩张器	1
泪道探针	1	泪通针	2	刀柄	1
泪囊牵开器	1	针持	1	血管钳	1
血管钳	1	咬骨钳	2		

表9-53 下眼睑器械配置明细（15）

名称	数量	名称	数量	名称	数量
角膜剪	1	显微针持	1	眼科平镊	1
眼科剪	2	眼科齿镊	2	显微齿镊	1
眼睑拉钩	1	啄木鸟剪刀	1	睑板垫	1
刀柄	1	针持	1	血管钳	1
血管钳	1				

表9-54　玻切器械配置明细（15）

名称	数量	名称	数量	名称	数量
显微针持	2	显微剪	1	显微平镊	1
显微齿镊	1	眼科平镊	1	眼科齿镊	1
巩膜钉镊	1	顶压器	1	烧灼器	1
虹膜恢复器	1	调位勾	1	规尺	1
开睑器	1	眼科剪	1		

表9-55　眼科急诊器械配置明细（18）

名称	数量	名称	数量	名称	数量
显微针持	1	角膜剪	2	眼科平镊	1
眼科齿镊	1	显微齿镊	1	显微平镊	1
角型无损伤镊	1	弯无损伤镊	1	烧灼器	1
劈核钩	2	扩张器针	1	虹膜恢复器	1
眼科剪	1	灌注针头	1	灌注管	1
开睑器	1				

表9-56　白内障全套配置明细（15）

名称	数量	名称	数量	名称	数量
显微针持	1	显微剪	1	角膜剪	1
晶体植入镊	1	撕囊镊	1	显微齿镊	1
显微平镊	1	眼科齿镊	1	单头恢复器	1
定位钩	1	烧灼器	1	虹膜恢复器	1
眼科剪	1	开睑器	1	冲洗器	1

第十章　消毒供应中心器械灭菌包灭菌成本测算

消毒供应中心处理的器械具有种类繁多、构成差异巨大等特点。器械灭菌包灭菌成本测算大部分采用总成本除以总器械把数的方法进行，存在测算不科学、不客观的情况。本章结合前期测算经验、国内外文献，征询行业专家意见，采取作业成本法进行测算。

作业成本法的核心在于依据资源动因原理，将各项成本精准归类至各作业环节。具体而言，针对器械灭菌包的消毒灭菌流程，将其细化为五大步骤：回收分类、清洗消毒、检查包装、灭菌处理及发放。在此流程中，前两个步骤的成本动因主要聚焦于器械把数，而后三个步骤则更多地以包当量作为成本归类的基准。

此外，为确保成本测算的全面性与准确性，我们还需综合考量多重因素，包括但不限于器械灭菌包的处理复杂程度、体积规模、是否需加急处理、包装材料的差异性，以及灭菌设备的使用效率等，力求做到成本归类的公正合理，为医院管理决策提供坚实的数据支撑。

一、物品分类与成本归类机制

为确保成本归类的精确，应对各类物品及其应用环节进行详尽而细致的划分。例如，低温等离子灭菌包包装袋卷被明确指定用于低温操作环节，而3M压力蒸气灭菌包内的化学指示卡则专为高温环节设计；腹腔镜清洗刷专用于清洗消毒流程。物品分类与成本归类细分不仅显著提升了流程的针对性与效率，同时也为后续的成本核算与管理工作奠定了坚实的基础。

二、水电汽费

水电汽费构成明确，包含水费、电费及蒸汽费三大部分，具体说明如下。

1.水费：该费用数据直接源自财务系统，并经水泵房复核确认无误。其主要应用于器械清洗与高温灭菌两大环节，采用计量时长测定的方式进行精确核算。其中，清洗消毒环节的水消耗量占比达到30%，而高温灭菌环节则占据剩余的70%。

2.电费：电费核算基于消毒供应中心内各设备的具体台数、功率及实际运行时间记录。通过详细计算每台设备的用电量，并结合设备在回收分类、清洗消毒、检查包装、灭菌、发放等各个流程中的具体使用情况，我们将电费成本合理且精确地归类至各流程之中。涉及的设备包括但不限于高温灭菌器、低温灭菌器、干燥柜、清洗器及煮沸槽、塑封机、生物阅读器、酸化电位水等，均按实际运行时间记录进行电费归类。

3.蒸汽费：蒸汽费数据由锅炉房直接提供，并根据清洗消毒与高温灭菌两个环节的实际消耗量进行归类。具体而言，清洗消毒环节蒸汽消耗量占比30%，而高温灭菌环节则占比70%。

三、其他日常用品消耗成本

对于其他日常用品的消耗成本，我们按照回收分类、清洗消毒及发放各占25%，检查包装及灭菌处理共占剩余的25%的比例进行成本归类。

四、人员成本

消毒供应中心的人员成本由合同人员成本与劳务派遣人员成本两部分组成，具体说明如下。

1.合同人员成本：在成本计算过程中，我们严格剔除与消毒供应业务不直接相关的人员成本。对于合同人员，明确其工作分工，如甲负责回收分类与清洗消毒工作各半，乙、丙、丁等人则专注于检查包装工作。管理、科教工作及年度培训费、绩效等费用则按人数比例合理归类至各人员。合同人员成本数据直接来源于财务科，包含五险一金等费用，并根据各人员实际承担的工作比例归类至各流程之中。

2.劳务派遣人员成本：我们仅将与本次工作直接相关的劳务派遣人员成本计入核算成本之中。

五、设备与房屋折旧费用

设备与房屋折旧费用同样来源于财务科，具体包含设备折旧费用与业务用房折旧费用两部分。业务用房折旧费用则按实际用房面积进行归类。

六、设备维保费

设备维保费根据临床医学工程科提供的维保清单进行计算，并按合同周期分月进行精确核算。

七、锅炉房成本

锅炉房为中央空调制热、消毒供应中心及洗涤中心提供蒸汽服务。其成本归类遵循"谁使用，谁分摊"的原则，具体归类至各使用单位，也包括消毒供应中心。

八、成本汇总与工作量统计

经过上述各项费用的严格核算与合理归类，我们最终得出回收分类、清洗消毒、检查包装、高温灭菌、低温灭菌、布类折叠及发放等各环节的具体成本。同时，我们对消毒供应中心的工作量进行详尽的统计与必要的修正，以确保成本核算结果的准确性与合理性。

1.统计器械把数、包数，并按照包大小和处理难度分为系数1～5，如设定一把导丝系数为1，则胆道镜系数为5。

2.区分精密器械、普通器械及管腔器械，设定普通器械系数为1，则精密器械系数为5。

3.高低温器械及塑封器械单独统计，按灭菌方式及包装材料单独统计工作量。

九、器械灭菌包灭菌成本核算公式

器械灭菌包灭菌成本的核算采用以下标准化公式进行：

器械灭菌包灭菌成本=器械把数×（单位回收分类成本+单位清洗消毒成本）+包当量×（单位检查包装成本+单位灭菌成本+单位发放成本）+包装材料费用。

附录一　消毒供应中心信息系统

一、消毒供应中心信息系统基本功能要求

消毒供应中心信息系统基本功能包括管理功能和质量追溯功能。

1.管理功能要求。

1）消毒供应中心工作人员管理功能，至少包括人员权限设置、人员培训等。

2）消毒供应中心物资管理功能，至少包括无菌物品预订、储存、发放管理、设备管理、手术器械管理、植入物与外来医疗器械管理等。

3）消毒供应中心分析统计功能，至少包括成本核算、人员绩效统计等。

4）消毒供应中心质量控制功能，至少包括预警功能等。

2.质量追溯功能要求。

1）记录可重复使用无菌物品处理各环节的关键参数，包括回收、清洗消毒、检查包装、灭菌、储存发放、使用等信息，实现可追溯。

2）追溯功能通过记录监测过程和结果[监测内容参照《医院消毒供应中心第3部分：清洗消毒及灭菌效果监测标准（WS 310.3—2016）》]，对结果进行判断，给出预警或干预后续相关处理流程。

二、消毒供应中心信息系统技术要求

1.对追溯的可重复使用无菌用品设置唯一性编码。

2.在各追溯流程点（工作操作岗位）设置数据采集终端，进行数据采集形成闭环记录。

3.追溯记录应客观、真实、及时，错误录入更正需有权限并留有痕迹。

4.记录关键信息内容包括操作人、操作流程、操作时间、操作内容等。

5.手术器械包的标识随可追溯物品回到消毒供应中心。

6.追溯信息至少能保留3年。

7.系统具有和医院相关信息系统对接的功能。

8.系统记录清洗消毒、灭菌关键设备运行参数。

9.系统具有备份防灾机制。

附录二 压力蒸汽灭菌器供给水与蒸汽冷凝物质量指标

压力蒸汽灭菌器供给水的质量指标参见附表2-1。

附表2-1 压力蒸汽灭菌器供给水的质量指标

项目	指标
蒸发残留	≤10mg/L
氧化硅	≤1mg/L
铁	≤0.2mg/L
镉	≤0.005mg/L
铅	<0.05mg/L
除铁、镉、铅以外的其他重金属	<0.1mg/L
氯离子	<2mg/L
磷酸盐	<0.5mg/L
电导率（25℃时）	<5μS/cm
pH	5.0 ～ 7.5
外观	无色、洁净、无沉淀
硬度（碱性金属离子的总量）	≤0.02mmol/L

压力蒸汽灭菌器蒸汽冷凝物的质量指标参见附表2-2。

附表2-2　压力蒸汽灭菌器蒸汽冷凝物的质量指标

项目	指标
氧化硅	<0.1mg/L
铁	<0.1mg/L
镉	<0.005mg/L
铅	<0.05mg/L
除铁、镉、铅以外的重金属	<0.1mg/L
氯离子	<0.1mg/L
磷酸盐	<0.1mg/L
电导率（25℃时）	<3μS/cm
pH	5 ～ 7
外观	无色、洁净、无沉淀
硬度（碱性金属离子的总量）	<0.02mmol/L